中医临床必读丛书

秘传证治要诀及类方

明·戴原礼　撰
王英　江凌圳　竹剑平　整理

人民卫生出版社

图书在版编目（CIP）数据

秘传证治要诀及类方/明·戴原礼撰　王英等整理.
—北京：人民卫生出版社，2006.6
（中医临床必读丛书）
ISBN 978-7-117-07623-4

Ⅰ.秘…　Ⅱ.①戴…②王…　Ⅲ.医论-中国-明代
Ⅳ.R2-53

中国版本图书馆 CIP 数据核字（2006）第 044381 号

中医临床必读丛书
秘传证治要诀及类方

撰　　者：明·戴原礼
整　　理：王　英　江凌圳　竹剑平
出版发行：人民卫生出版社（中继线 010-59780011）
地　　址：北京市朝阳区潘家园南里 19 号
邮　　编：100021
E - mail：pmph @ pmph.com
购书热线：010-59787592　010-59787584　010-65264830
印　　刷：中农印务有限公司
经　　销：新华书店
开　　本：850×1168　1/32　　印张：8
字　　数：152 千字
版　　次：2006 年 6 月第 1 版　2023 年 2 月第 1 版第 7 次印刷
标准书号：ISBN 978-7-117-07623-4/R·7624
定　　价：15.00 元
打击盗版举报电话：010-59787491　E-mail：WQ @ pmph.com
（凡属印装质量问题请与本社市场营销中心联系退换）

出版者的话

中医要发展创新，提高临床疗效是必由之路。而提高临床疗效的捷径，就是继承前人宝贵的诊疗理论和丰富的临床经验。古今大凡著名医家，无不是在熟读古籍，继承前人经验的基础上而成为一代宗师的。厚积薄发，由博返约，是读书成才的必然过程。步入21世纪，中医的发展与创新仍然离不开继承，而继承的第一步必须是熟读中医古籍，奠定基础。这好比万丈高楼，筑基必坚；参天大树，扎根必深。

为了在新世纪进一步发展中医，提高中医临床疗效水平，针对目前中医现状，国家中医药管理局启动了“优秀中医临床人才研修项目”。该计划首批精选培养名中医200名左右，期望在新世纪再培养一大批中医临床大家，为我国人民的医疗保健再做贡献。做临床，必读古籍；做名医，更需要熟悉古籍并能灵活应用。为了适应中医临床人才培养计划，我们从“优秀中医临床人才研修项目”必读书目中先期精选了中医各科必读的20种予以整理出版，后51种相继出版发行，《中医临床必读丛书》的出版渐臻完备。本丛书共71种，所选精当，涵盖面广，多为历代医家推崇，尊为必读经典著作，在中医学发展的长河中，占有重要的学术地位。

本次整理突出了以下特点：①力求原文准确，每种医籍均由各科专家遴选精善底本，加以严谨校勘，为读者提供精确的原文。②原则上只收原文，不作校记和注释，旨在使读者在研习之中渐得旨趣，体悟真谛。③每书撰写了导读，介绍该书的作者生平、成书背景、学术特点，及对临床的指导意义以及如何学习运用等内容，提要钩玄，以启迪读者。为便于读者检索，书后附以索引。

期望本丛书的出版，能真正起到读古籍，筑根基，做临床，提疗效的作用，有助于中医临床人才的培养和成长，以推动我国中医药事业的发展与创新。

一、经典著作

《黄帝内经素问》
《灵枢经》
《伤寒论》
《金匮要略》
《温病条辨》
《温热经纬》

二、通用著作

《素问玄机原病式》
《素问病机气宜保命集》
《儒门事亲》
《脾胃论》
《兰室秘藏》
《格致余论》
《丹溪心法》
《景岳全书》
《医贯》
《理虚元鉴》
《慎柔五书》
《医宗金鉴》
《石室秘录》
《杂病源流犀烛》
《类证治裁》
《医林改错》
《血证论》
《本草备要》
《医方集解》
《名医类案》
《医学衷中参西录》

三、各科著作

（一）内科

《金匮钩玄》
《秘传证治要诀及类方》
《医宗必读》
《医学心悟》
《证治汇补》
《医门法律》
《张氏医通》
《张聿青医案》

《临证指南医案》
《症因脉治》
《医学入门》
《医醇賸义》

（二）外科

《外科证治全生集》
《外科发挥》
《疡科心得集》
《外科精义》

（三）妇科

《妇人大全良方》
《女科经纶》
《傅青主女科》
《竹林寺女科秘传》
《济阴纲目》

（四）儿科

《小儿药证直诀》
《活幼心书》
《幼科发挥》
《幼幼集成》

（五）眼科

《秘传眼科龙木论》
《审视瑶函》
《银海精微》
《目经大成》
《眼科金镜》

（六）耳鼻喉科

《重楼玉钥》
《口齿类要》
《喉科秘诀》

（七）针灸科

《针灸甲乙经》
《针灸大成》
《针灸聚英》

（八）骨伤科

《永类钤方》
《仙授理伤续继秘方》
《世医得效方》
《正体类要》
《伤科汇纂》
《厘正按摩要术》

（九）养生

《遵生八笺》
《老老恒言》

人民卫生出版社
2006年5月

序

中医药学是具有中国特色的生命科学，是科学与人文融合得比较好的学科，在人才培养方面，只要遵循中医药学自身发展的规律，只要把中医理论知识的深厚积淀与临床经验的活用有机的结合起来，就能培养出优秀的中医临床人才。

近百余年西学东渐，再加上当今市场经济价值取向的作用，使得一些中医师诊治疾病，常以西药打头阵，中药作陪衬，不论病情是否需要，一概是中药加西药。更有甚者不切脉、不辨证，凡遇炎症均以解毒消炎处理，如此失去了中医理论对诊疗实践的指导，则不可能培养出合格的中医临床人才。对此，中医学界许多有识之士颇感忧虑而痛心疾首。中医中药人才的培养，从国家社会的需求出发，应该在多种模式多个层面展开。当务之急是创造良好的育人环境。要倡导求真求异，学术民主的学风。国家中医药管理局设立了培育名医的研修项目，首先是参师襄诊，拜名师制订好读书计划，因人因材施教，务求实效。论其共性则需重视“悟性”的提高，医理与易理相通，重视易经相关理论的学习；还有文献学、逻辑学，生命科学原理与生物信息学等知识的学习运用。“悟性”主要体现在联系临床，提高思想思考思辩的能力，破解疑难病例获取疗效。再者是熟读一本临证案头书，研修项目精选的书目可以任选，作为读经典医籍研修晋阶保底的基本功。第二是诊疗环境，我建议城市与乡村、医院与诊所、病房与门诊可以兼顾，总以多临证多研讨为主。若参师三五位以上，年诊千例以上，必有上乘学问。第三是求真务实,"读经典做临床"关键在"做"字上苦下功夫,敢于置疑而后验证、诠释进而创新,诠证创新自然寓于继承之中。

中医治学当溯本求源,古为今用,继承是基础,创新是归宿,认真继承中医经典理论与临床诊疗经验,做到中医不能丢,进而才是中医现代化的实施。厚积薄发、厚今薄古为治学常理。所谓勤求古训、融汇新知,即是运用科学的临床思维方法,将理论与实践紧密联系,以显著的疗效、诠释、求证前贤的理论,寓继承之中求创新发展,从理论层面阐发古人前贤之未备,以推进中医学科的进步。

综观古往今来贤哲名医均是熟谙经典,勤于临证,发遑古义,创立新说者。通常所言的"学术思想"应是高层次的成就,是锲而不舍长期坚持"读经典做临床"在取得若干鲜活的诊疗经验的基础上,应是学术闪光点凝聚提炼出的精华。笔者以弘扬中医学学科的学术思想为己任而决不敢言自己有什么学术思想,因为学术思想一定要具备有创新思维与创新成果,当然是在继承为基础上的创新;学术思想必有理论内涵指导临床实践,能以提高防治水平;再者学术思想不应是一病一证一法一方的诊治经验与心得体会。如金元大家刘完素著有《素问玄机原病式》,自述"法之与术,悉出《内经》之玄机",于刻苦钻研运气学说之后,倡"六气皆从火化",阐发火热症证脉治,创立脏腑六气病机、玄府气液理论。其学术思想至今仍能指导温热、瘟疫的防治。非典型传染性肺炎(SARS)流行时,运用玄府气液理论分析证候病机,确立治则治法,遣药组方获取疗效,应对突发公共卫生事件造福群众。毋庸置疑刘完素是"读经典做临床"的楷模,而学习历史,凡成中医大家名师者基本如此,即使当今名医具有卓越学术思想者,亦无例外,因为经典医籍所提供的科学原理至今仍是维护健康防治疾病的准则,至今仍葆其青春,因此"读经典做临床"具有重要的现实意义。

值得指出,培养临床中坚骨干人才,造就学科领军人物是当务之急。在需要强化"读经典做临床"的同时，以唯物主义史观学习易经易道易图，与文、史、哲，逻辑学交叉渗透融合，提高"悟性"指导诊疗工作。面对新世纪东学西渐是另一股潮流，国外学者研究老聃、孔丘、朱熹、沈括之学，以应对技术高速发展与理论相对滞后的矛盾日趋突出的现状。譬如老聃是中国宇宙论的开拓者，惠施则注重宇宙中一般事物的观察。他解释宇宙为总包一切之"大一"与极微无内之"小一"构成，大而无外小而无内，大一寓有小一，小一中又涵有大一，两者相兼容而为用。如此见解不仅对中医学术研究具有指导作用，对宏观生物学与分子生物学的链接，纳入到系统复杂科学的领域至关重要。近日有学者撰文讨论自我感受的主观症状对医学的贡献和医师参照的意义；有学者从分子水平寻求直接调节整体功能的物质，而突破靶细胞的发病机制；有医生运用助阳化气，通利小便的方药能同时改善胃肠症状治疗幽门螺杆菌引起的胃炎，还有医生使用中成药治疗老年良性前列腺增生，运用非线性方法，优化观察指标，不把增生前列腺的直径作为惟一的"金"指标，用综合量表评价疗效而获得认许，这就是中医的思维，要坚定地走中国人自己的路。

人民卫生出版社为了落实国家中医药管理局设立的培育名医的研修项目，先从研修项目中精选20种古典医籍予以出版，余下50余种陆续刊行，为我们学习提供了便利条件，只要我们"博学之，审问之，慎思之，明辩之，笃行之"，就会学有所得、学有所长、学有所进、学有所成。治经典之学要落脚临床，实实在在去"做"，切忌坐而论道，应端正学风，尊重参师，教学相长，使自己成为中医界骨干人才。名医不是自封的，需要同行认可，而社会认可更为重要。让我们互相勉励，为中国中医名医战略实施取得实效多做有益的工作。

王永炎

2005年7月5日

导 读

《秘传证治要诀及类方》是祖国医学宝库中一部重要著作，该书全面反映了作者戴原礼治疗杂病的经验，此次重新整理出版，对当今临床具有积极的指导意义。

一、《秘传证治要诀及类方》与作者

戴思恭，字原礼，号肃斋，明·浙江浦江人，生于1324年，卒于1405年，是元末明初著名医学家。戴氏幼年习儒，尤嗜读医书。少年时随父至义乌，从学于朱丹溪，丹溪见其颖悟倍常，器重其才，尽以医术授之。当时丹溪弟子众多，惟戴原礼能独得其秘，后世称之为“震亨高弟”。戴氏即得其传，医术日精，享誉江浙一带。洪武二十五年（1392年）入朝为御医，后做太医院史。永乐三年（1405年）辞归故里，逾月而卒，终年82岁。戴氏著有《订正丹溪先生金匮钩玄》、《类证用药》、《秘传证治要诀》、《证治要诀类方》、《推求师意》等书。

《秘传证治要诀及类方》原分为《秘传证治要诀》、《证治要诀类方》二书，有明·古今医统正脉全书本、余时雨校吴勉学校梓本等多种版本，其中以余氏本较为完善。其后商务印书馆《丛书集成初编》将二书收录合刊，题签《秘传证治要诀及类方》。建国以后，人民卫生出版社也出版了《秘传证治要诀及类方》。

《秘传证治要诀及类方》共十六卷，其中包括《要诀》十二卷及《类方》四卷。《要诀》分诸中门、诸伤门、诸气门、诸血门、诸痛门、诸嗽门、寒热门、大小腑门、虚损门、拾遗门、疮毒门、妇人门等十二门，主要论述各科疾病的病因、病机、症状、治法等；《类方》是根据《要诀》中的各门分类处方，按汤、饮、丸、散、膏、丹剂型排列，主要阐述了各科病证的方药。两书实为姊妹篇，不可分割。合刊之后，分门别类，有论有方，很适合于临床医师阅读。

二、主要学术特点及对临床的指导意义

1. 辨阴阳，分六经，明《内经》、《伤寒》之旨

戴氏学有渊源，对《内经》、《伤寒论》深有研究，这在本书中得到了充分体现。他根据《内经》有关阴阳理论，临床诊病十分重视辨别阴阳，尝谓："伤寒治法，阳有此证，阴亦有此证，似阳而阴，似阴而阳，最难分别，毫厘之差，千里之谬，前之所述，虑正及此，故逐条辨论"。所以他在本书中对临床各科病证的论述，均以阴阳为其纲，如说"自利，须辨阴阳"；"发黄，有阴阳二证"；"咽喉痛，有阴阳二证"；"腹肚满痛，有阴阳之别"，等等。由于阴阳属性的不同，其临床表现、治疗方法也就各异，如他在"自利"一证的辨治时指出："阳利，粪色必焦黄热臭，出作声，脐下必热，得凉药则止，得热药则愈增；阴利，必洞下清谷，粪色或白或淡，脐下多寒，宜温中止泻之剂"。阴阳两证，判若天壤，治疗方法，大相径庭。于是他总结出"治伤寒大纲，不出阴阳，举其纲，则虽节目纤悉"的治疗大法，能在错综复杂的病证变化中抓住诊治的要领，确有提纲挈领、执简驭繁之妙。

同时，戴氏还十分重视六经辨证，并指导临床治疗。如在诸伤门中对伤风、伤寒的论述，即根据《伤寒论》六经理论，"在太阳未得解，转入阳明、少阳二经，……若阳气未能罢，以次传入阴经"。分别阐述了邪在太阳、阳明、少阳、太阴、少阴、厥阴不同经络所出现的临床证候及其治疗方药。至其传变，

他结合自己的临证经验，认为既要识其常，又要达其变，并作了精辟的论述:“伤寒先犯太阳，以次而传，此特言其概耳”。然而在临床中往往变证不一，外邪所入有经太阳而径犯阳明者，有直中太阴或少阴者；在六经的传变上也不一定要尽传六经，有邪只停于一经而不传者，有只传一二经而止的。故他强调指出:“至如病之逾越，不可泥于次序，当随证施治”。

2. 疏气机，化痰饮，畅丹溪之学

丹溪创“气血痰郁”四伤学说，并以此指导临床杂病的治疗，戴氏宗丹溪之学，于杂病的治疗也极其重视疏气机，化痰饮。如《要诀》中不仅专列诸气门重点阐述七气、痞塞、积聚等诸气病证，倡用七气汤、大七气汤、四七汤等调治，而且于其他病证的治疗也十分重视气机的调畅。如对中风病的论述，认为本病主要是由于气之上逆，痰随气上而作，“治之之法，调气为先”，“气顺则痰消，徐理其风，庶可收功”。着重指出:“治风之法，初得之，即当顺气，及其久也，即当活血，此万古不易之理。若不先顺气，……又不活血，……吾未见能治也”。又如对痢疾的治疗，认为痢疾的成因主要是由于气滞成积，因积而成痢，所以治疗亦当以顺气为先。此外，顺气降痰治疗痰饮，更是其临证的心得所在，获效良多。

丹溪论治杂病多责之于痰，尝云:“痰之为物，随气升降，无处不到”，“百病中多有兼痰者”。戴氏深得其旨，临床也十分重视痰饮在发病学上的重要性。如《要诀》“停痰伏饮”篇曰：“凡为喘，为咳，为呕，为泄，为晕，心嘈，怔忡，惊悸，为寒热，痛肿，为痞膈，为壅闭，或胸胁间漉漉有声，或背一片常如水冷，皆痰饮所致”。这是对丹溪“百病中多有兼痰者”理论的最好诠释和发挥。戴氏认为，痰饮致病者，“譬如沟渠壅遏，积淹停滞，则倒流逆上，瘀浊臭秽，无所不有”，形象生动地阐述了痰饮致病的病机特点，因而提出在治疗时“若不疏决沟渠，而欲澄已壅之水，而使之清，无是理也”。欲疏沟渠，又非一味疏利之品宜之，于是他承袭了丹溪治痰理气的观点，“善治痰者，不治痰而治气，气顺则一身之津液亦随气而顺矣”，倡用苏子降气汤与导痰汤合煎治疗痰饮，既有苏子降气汤的疏理气机，又有导痰汤的化痰蠲饮，气顺痰消而愈。其他如二陈汤、小半夏茯苓汤、五膈宽中丸等也很常用。戴氏对丹溪“气血痰郁”四伤学说的进一步阐发，于此可见一斑。

戴氏在杂病的治疗中，始终围绕着疏气机，化痰饮的治疗大法，其现实意义未可低估，尤其是对一些疑难疾病，在分析病因病机和立法处方上，很有裨益，这已被越来越多的临床实践所证实。

三、如何学习应用《秘传证治要诀及类方》

学习《秘传证治要诀及类方》，我们认为除了必须深刻领会本书上述的学术特点外，还须掌握戴氏以下几个诊疗经验，并应用于临床：

1. 重视辨证论治

戴氏临证十分重视“辨证求因”、“审因论治”的原则，对各种临床症状详加分析，探求病因，然后确立相应的治法。如对头痛一证，认为其病因有因气、因痰、因虚及外感四气，或酒食所伤，或作劳失力等不同，临床亦当根据其不同的病因而论治，并详述了偏正夹脑风头痛、上焦头痛、头风发动头痛、痰作头痛、因虚头痛、感风寒暑湿四气，或怒气伤肝、中酒头痛、伤劳失力头痛等各种证型的头痛及治疗方法。又如在诸嗽门中对咳嗽的辨治，指出“咳嗽为病，有自外而入者，有自内而发者”。根据其病因病性和病程，将咳嗽分为感风而嗽、感寒而嗽、风寒俱感而嗽、感暑而嗽、感湿而嗽、热嗽、冷嗽、嗽血、劳嗽、久嗽、暴嗽、时行嗽等多种类型，分别论述其临床表现和治疗方法，条分缕析，朗若列眉，对临床辨证施治，很有启发。再如对泄泻一证，指出有寒泻、热泻、暑泻、气泻、湿泻、伤食泻、脾虚泻、五更泻，或伤于酒、伤于面而泻，甚或愈后复发之泻等不同证型，从病因病机到处方用药，无不详加介绍。总之，戴氏对临床各种病证，能从理、法、方、药几个方面作出精辟的论述，充分体现了辨证论治的精神，无疑对当今临床仍有重要的指导意义，特别是对于头痛医头，脚痛医脚的弊端，起到有力的纠正作用。

2. 未病致力预防

戴氏作为丹溪先生的弟子，在《内经》“不治已病治未病”及丹溪“与其救疗于有疾之后，不若摄养于无疾之先”的预防思想指导下，他十分注重疾病的预防。如在诸中门对中风的论述，认为天地间惟风无所不入，而“人之一身，缜密者少，疏漏者多。风之乘也，轻则为感，重则为伤，又重则为中”。于是提出了“避风如避寇，盖欲窒源以防患”的病因预防观；对一些具有传染性的疾病，尤其强调要注意预防，并介绍了一些具体方法，如说:“凡看病不令染，用雄黄末涂鼻孔，及须知避忌，行从客位边入”。这种防患于未然的思想及其方法，对现今临床，特别是对一些急性传染病的预防，仍有一定的借鉴作用。

3. 用药通权达变

戴氏虽对朱丹溪的用药心法领悟最深，但他不拘泥于一家之言，善于博采众方，深入钻研，择善而从，且能自出机杼，于临证用药独具匠心，有所创新。如对伤风寒论治，虽宗仲景《伤寒论》，但在选方用药上，又师古不泥古，贵在灵活化裁。若的是伤风，用桂枝汤；的是伤寒，用五积散；对于风寒俱感，在疑似之间者，选用交加散（五积散、败毒散各半帖）。又如见“外热内烦，下利上渴，或痞，或痛，或呕，常法多用黄芩汤，半夏泻心汤亦可”，而戴氏则认为“不若生姜泻心汤之当，或温胆汤加入黄连”。再如在虚损门中对五劳的治疗，认为劳者因积久而成，治之之法，“当以调心补肾为先，不当以峻烈之剂，惟当温养滋补，以久取效”。在药物的选择上，若“独用热药者，犹釜中无水而进火也；独用冷药者，犹釜下无火而添水也，非徒无益，又害之耳”。并倡用十全大补汤、双和散、养荣汤等气血双补，阴阳调和之剂。具体应用时还结合患者的身体状况随证制宜，如虚损“有患精血不足，明知当补肾，方欲一求之归、芪等药，其人素减食，又恐不利于脾；方欲理脾气，则不免用疏刷之药，又恐愈耗肾水。全一举而两得之功，莫若鹿茸橘皮煎丸为第一”。从治法的确立、方剂的选择、药物的运用上无不显示戴氏丰富的临证经验。此外，戴氏还善于运用单验方治疗杂病，如治牙痛，用乳香少许，火炙令软，以实之；或用巴豆一粒，烂研，搓乳香细末丸子，塞牙蛀孔中。大便秘结，凡诸秘服药不通，或兼他证不受药者，用蜜皂角兑；冷秘生姜兑亦佳。甚或鼻衄，蓦然以水喷面，使其载惊则止。诸如此类，《要诀》中比比皆是。由此可见，戴氏临床用药通权达变，颇有心得，书中载述的很多方药，具有很高的临床应用价值，值得进一步开发研究。

最后须强调指出的是，我们在学习《秘传证治要诀及类方》时，还应紧密联系丹溪的学术思想和诊治经验，特别是要参合《丹溪心法》、《金匮钩玄》、《推求师意》等著作，弄清戴氏学术与丹溪的师承关系，这样才能深刻认识戴氏的学术渊源，真正掌握其学术特点和诊治经验，以便更好地指导临床实践，提高自己的学术水平和诊疗技能。

王英　江凌圳　竹剑平

2006年4月

整理说明

《秘传证治要诀及类方》为明戴原礼撰，是《秘传证治要诀》与《证治要诀类方》二书的合刊本。《秘传证治要诀》共十二卷，《证治要诀类方》共四卷。两书前后呼应，相互关联，实难分割，故合为一册。本次整理，我们采用余时雨校、吴勉学校梓本为底本，上海中华新教育社石印本为校本进行了校勘。兹就有关事项说明如下：

1. 原书繁体字一律改为现行规范简体字。

2. 为了保持本书的原貌，对书中的文字原则上不予改动，但出现下列情况者则径改：凡底本与校本不一致，显系底本错讹者，则据校本改正或增删底本原文；对一些异体字、通假字、不规范的字等一律径改，以求规范统一。

3. 原书目录、正文编排体例较为紊乱，在此次整理中，给予了重新编排。同时将原书中方剂以笔画为序，做成索引，附于书后，以便读者查阅。

通过这次的整理，希望能对广大读者有所帮助。

本书整理过程中承蒙盛增秀老师的指导和审阅，在此谨表衷心的感谢！

《证治要诀类方》序

尝闻医者意也。盖人之致疾，有风、寒、暑、湿、劳、逸之异；药之为味，有酸、苦、辛、咸、甘、淡之味。苟非神圣工巧，焉能测其表里虚实之证，审其浮沉滑数之脉，变化顺逆，千态万状，要在因病制宜，临机应变，药不执方，随时增减，辨其温凉寒热，度其缓急重轻，定以君臣佐使，制方施治，非造诣精深，洞明阃奥者，乌能与于此哉？

本朝太医院使戴原礼，得神农品尝之性，究黄帝问答之旨，明伊尹汤液之法，察叔和诊视之要，精东垣补泻之秘，故凡疗疾加减用药，取效如神，虽古之扁鹊、华佗，不是过矣。况其际遇明时，遭逢圣主，位总医流，名扬四海，有正谊不谋利，明道不计功之心，惟以活人为念。尝著《证治要诀类方》二册，藏之箧笥，甚为秘惜。惟灵隐住持永乐寺僧缵西绪者，极与为方外契交，间尝获睹，爱而录之，珍藏什袭。正统辛酉，监察御史陈君嶷巡按浙江，至宁波之慈溪，道经永乐寺，西绪以御史之先大夫尝丞其邑，迨今颂其德政，由是情意欢洽，出其秘藏医书见示。陈君遍阅，不能释手，味其论断，出新意于法度之中；推测病源，著奇见于理趣之极。观其随病加减之妙，不特药之咸精，抑亦治疗之有据，诚医门之规矩准绳也。后之欲为方圆平直者，可不于是而取则焉。今陈君得之，如获至宝，及欲锓梓，广布流传，征予为序，著其所得之由，其与人为善之意，利人济物之心，何其至哉！予惟陈君簪缨世裔，积德行善，凡有可利于人者，靡不尽心。且如今年春，朝鲜国夷人数辈，泛海捕鱼，被风飘至浙江，官军以为倭寇，擒获解京，送院收候，饥寒困苦，君独念之，悉备衣粮供赡，使无失所，卒复宁归。其存心制行，率皆类是。若是书刊行，使天下后世，不惟赖《要诀》而脱沉疴，亦必转夭横而跻寿域矣。其有功于医道，康济斯民之德，岂浅浅哉！

正统八年岁次癸亥十一月初四日

资德大夫正治上卿礼部尚书前

太子宾客兼国子祭酒毗陵胡濙序

目录

秘传证治要诀

证治要诀类方

秘传证治要诀

秘传证治要诀及类方

卷之一 诸中门

中风附破伤风 漏风

天地间惟风无所不入，一罅不塞，来不可御。人之一身，缜密者少，疏漏者多。风乘之也，轻则为感，重则为伤，又重则为中。古人谓避风如避寇。盖欲窒源以防患。中风之证，卒然晕倒，昏不知人；或痰涎壅盛，咽喉作声；或口眼㖞斜，手足瘫缓；或半身不遂；或舌强不语。风邪既盛，气必上逆，痰随气上，停留壅塞，昏乱晕倒，皆痰为之也。五脏虽皆有风，而犯肝经为多，盖肝主筋属木，风易入之，各从其类。肝受风则筋缓不荣，或缓或急，所以有㖞斜、瘫缓不遂、舌强语涩等证。治之之法，调气为先。经云：善治风者，以气理风，气顺则痰消。徐理其风，庶可收效。先用麻油调苏合香丸，或用姜汁，或用白汤调。如口噤，抉开灌之。稍苏，则进八味顺气散。

诸中，或未苏，或已苏，或初病，或久病，忽吐出紫红色者死。昏沉不省人事，口噤不可进药，急以生半夏为末，吹入鼻中，或用细辛、皂角为末，吹入喉，喷嚏则苏。此可以验其受病深浅，则知其可治、不可治。若稍得苏醒者，八味顺气散，便服治风药。然未遽绝，治气药小续命汤，煎熟去滓，调苏合香丸一粒。或五积散加麝香少许，或星香散，或醒风汤加木香一钱。如服前药不效，其人顽涎愈盛，或前证不解，或增困重，宜星附汤，或三生饮加全蝎三个，间磨沉香汤下养正丹。肥人多有中病，以其气盛于外而歉于内也。肺为气出入之道，人肥者气必急，气急必肺邪盛，肺金克木，胆为肝之腑，故痰涎壅盛，所以治之必先理气为急。中后，气未尽顺，痰未尽除，调理之剂，惟当以藿香正气散、星香散煎服，此药非特可治中风之证，治中气、中恶、霍乱尤宜，寻常上呕下疼多痰者亦可用之。

若中后体虚有痰，不可峻补。热燥者，宜四君子汤和星香饮，或六君子汤和之。中而口眼㖞斜者，先烧皂角烟薰之，以逐去外邪，次烧乳香薰之，以顺其血脉。若前证多怒，宜小续命汤加羚羊角；热而渴者，小续命汤去附子，加秦艽半钱；恍惚错语者，加茯神、远志各半钱；不得睡者，加炒酸枣仁半钱；不能言者，加竹沥一蚬壳许；人虚无力者，去麻黄，加茯苓如其数。

若人自苏者，能言能食，惟身体不遂，急则挛蜷，缓则亸曳，经年累月，难以起止，加减地仙丹常服。

若中饮食，坐卧如常，但失音不语，俗呼为哑风，小续命汤去附子，加石菖蒲一钱。

筋骨疼者，俗呼为痛风；或痛而游走无定，俗呼为走注风。并宜乌药顺气散，和煎复元通气散，咽地仙丹，或青龙丸。未效，用大防风汤，或五积散，调乳香末。

胫细而膝肿者，俗呼为鹤膝风，宜地仙丹。

感冒后四逆，手足不遂，牙关紧急，与霍乱后四逆，手足搐搦，欲成风者，草果饮和星香散各半帖，煎服。

有无故口眼㖞斜，投以中风药剂不效，盖缘骨虚中受风所致，当于此求之，不可例作寻常中风治之。川乌一味，决不可少，宜炮熟用。

遍身骨节疼痛，昼静夜剧，如虎之啮，名曰白虎历节风，并宜加减地仙丹，或青龙丸、乳香丸等。

有于窗牖间梳洗，卒然如中，呼为檐风，五积散加防风一钱。有痛风而痛有常处，其痛处赤肿灼热，或浑身壮热，此欲成风毒，宜败毒散。

两颊赤肿，其状如痱，名头面风，酒调消风散，食后服，仍以生杏仁去壳频揩之。诸般头风，见在诸痛门头痛证。病有终身不愈者，其在腰，或屈而不能伸，或伸不能屈者，在手足亦然，以风伤肝，肝主筋，筋为之也。治法活血为先，多服四物汤，吞活络丹。

治风之法，初得之，即当顺气，及其久也，即当活血，此万古不易之理。久患风疾，四物汤吞活络丹愈者，正是此义。若先不顺气，遽用乌附，又不活血，徒用防风、天麻、羌活辈，吾未见能治也。

风有偏枯、风痱、风懿、风痹，此皆言其至重也，外有证状不同，其名亦众。非旦暮可愈，非口耳可受，不复繁引。若中人髮直，吐清沫，摇头，上窜，面赤如妆，汗缀如珠；或头面赤黑，眼闭口开，手撒遗尿，声如鼾睡，皆不可治。所谓风中脉则口眼㖞斜，中腑则肢体废，中脏则性命危。不特中风，他中亦然。

其有害大风者，古谓之癞风，俗呼为麻风，病之至恶，无出于此。得此病而眉髮髭髯先落，犹风撼木而叶先落也。间有食蛇、服大风油而愈者，亦幸耳！

破伤风者，因皮肉曾有破伤处，风从疮口入，其证项强，牙关紧，状如发痓，不似中风，又似产后角弓反张，用苏合香丸，进防风散、玉真丸。

漏风，不论冬夏，额上常有汗出，得之醉后当风所致。头乃诸阳之会，酒能发阳，所以饮必见面，醉后阳气上升，头面之毛窍必开，当风坐卧，风邪入之，以致头面汗，名曰漏风。黄芪六一汤加防风、麻黄根、桂枝各半钱。风已除，只口眼㖞斜未正者，以篦麻去壳烂捣，右㖞涂在左，左㖞涂在右。或以鳝鱼血入麝香少许涂之也。

有虚热生风。元气虚，虚则风乘之，治虚当兼风治。有虚证似风，此惟当治其虚，不可以风论。

中风而疼痛甚者，或在遍身，或在手足，惟铁弹丸佳。如碧霞丹、青州白丸子、防风丸、犀角丸、八风散、骨碎补丸、乌荆丸、大三五七散、四生散、省风汤、五痹汤、四生丸、轻脚丸、伏虎丹、秘方换腿丸、左经丸、木瓜丸、胡麻散，皆治诸中风。斟酌病源，当用治效方药。

中气

中气，因七情内伤，气逆为病，痰潮昏塞，牙关紧急。但七情皆能使人中，因怒而中尤多。中气之状，大略与中风同，风与气亦自难辨，以气药治风则可，以风药治气则不可。才觉中气，急以苏合香丸灌之，候醒，继以八味顺气散，或调气散。中气与中风相似，所以别者，风中身温，气中身冷。既苏之后，尚有余痰，未尽平复，宜多进四七汤及星香散。若其人本虚，痰气上逆，关膈不通，上下不升降，或大便虚闭，宜用三和丹。诸气皆可用，不独中气。

中寒

中寒之证，人身体强直，口噤不语，或四肢战掉，或洒洒恶寒，或翕翕发热，或卒然眩晕，身无汗者，此为寒毒所中，宜先用酒调苏合香丸，轻则进五积散，加香附一钱、麝香少许；重则用姜附汤。若人渐苏，身体回暖，稍能言语，须臾，问其别有何证。夹气攻刺，姜附汤加木香半钱；夹气不仁，加防风一钱；夹湿而肿痛者，加白术一钱；筋脉牵急者，加木瓜一钱；肢节疼痛者，加桂二钱。

中暑

中暑为证，面垢闷倒，昏不知人，冷汗自出，手足微冷，或吐或泻，或喘或满，切不可以冷水及用十分冷剂，却暑散水调灌下亦得，或以来复丹末同苏合香丸用汤调灌，或以来复丹研末汤调灌之。候其人稍苏，则用香薷饮，香薷汤煎熟去滓，入麝香少许服；或剥蒜肉入鼻中，或研蒜水解灌之。盖中伤暑毒，阳外阴内。诸暑药多有暖剂，如大顺散之用姜、桂，枇杷叶散之用丁香，香薷饮之用香薷。香薷味辛性暖，蒜亦辛暖，又蒜气臭烈，能通诸窍，大概极臭极香之物，皆能通窍故也。

初觉中暑，即以日晒瓦，或布蘸热汤，更易熨其心腹脐下，急以二气丹末，汤调灌下。

曾有客人，中暑迷闷，四肢厥逆，冷汗如雨，裸形欲投水中，口吻涎沫流溢，此中暑已深，阴阳离绝，难除。

又有暑途一证，似中而轻，欲睡懒语。实人，香薷饮加黄连一钱；虚人，星香饮加香薷一钱。苏后，冷汗不止，手足尚逆，烦闷多渴者，宜香薷饮。苏后为医者过投冷剂，致吐利不止，外热内寒，烦躁多渴，甚欲裸形，状如伤寒阴盛格阳，当用温药。香薷饮加附子，浸冷服。渴者，缩脾饮加附子，亦浸冷服。

中　湿

风寒暑湿，皆能中人，惟湿气积久，留滞关节，故能中，非如风寒暑之有暴中也。中湿之证，关节痛重浮肿，喘满腹胀，烦闷，昏不知人，宜白术酒。有破伤处，因澡浴，湿气从疮口中入，其人昏迷沉重，状类中湿，名曰破伤湿，宜白术酒。

中　恶

中恶之证，因冒犯不正之气，忽然手足逆冷，肌肤粟起，头面青黑，精神不守，或错言妄语，牙紧口噤，或头旋晕倒，昏不知人，即此是卒厥客忤。飞尸鬼击、吊死问丧、入庙登冢，多有此病，苏合香丸灌之。候稍苏，以调气散和平胃散服，名调气平胃散。

霍乱之病，挥霍变乱，起于仓卒，与中恶相似，俗呼为触恶，但有吐利为异耳。其证胸痞腹疞，气不升降，甚则手足厥逆，冷汗自出，或吐而不泻，或泻而不吐，或兼作吐泻，或吐泻不透，宜苏合香丸以通其痞塞，继进藿香正气散加木香半钱，仍以苏合香丸调吞来复丹。若果泻已甚，则不可用来复丹。泻而不吐，胸膈痞满，先以阴阳汤，或浓盐汤顿服，以导其吐。已吐、未吐，并藿香正气散，间进苏合香丸。吐而不泻，心腹疞痛，频欲登圊，苦于不通，藿香正气散加枳壳一钱，多下来复丹，欲捷则用生枳壳。若不能见效，逼迫已甚，其势不容不用神保丸。但神保丸虽能通利，亦入大肠而复有功。若隔于上而不能下，转服转秘，须用来复丹研末，汤调，吞下养正丹百粒，庶可引前药到下。吐泻兼作，心腹缠扰未安者，藿香正气散加官桂、木香各半钱，不愈，则投四顺汤。

吐利不止，元气耗散，病势危笃，或水粒不入，或口渴喜冷，或恶寒战掉，手足冷逆，或发热烦躁，欲去衣被。此盖内虚阴盛，却不可以其喜冷、欲去衣被为热，宜理中汤，甚则附子理中汤，不效，则四逆汤，并宜放十分冷服。

欲吐不吐，欲泻不泻，心腹缠扰，痛不可忍，上下不通，言语不定，如见鬼神，俗谓之干霍乱。先以浓盐汤顿服，次调苏合香丸，吞下来复丹，仍进藿香正气散加木香、枳壳各半钱。近世俗医谓之“搅肠沙”，多信之，殊不知即是霍乱，侥幸而愈者，一通之功耳。

霍乱转筋，理中汤加冻胶锉炒一钱，仍令其系缚腿胫。若筋入腹及通身转筋者，不可治。筋转者，以造曲、蓼汁暖热浸，或用浓盐汤浸。

霍乱已透，而余吐余泻未止，腹有余痛，宜一味报秋豆叶煎服，干者尤佳。

霍乱之后，阳气已脱，或遗尿而不知，或气少而不语，或膏汗如珠，或大躁欲入水，或四肢不收，皆不可治。

霍乱并诸吐泻后，胸膈高起，痞塞欲绝，理中汤加枳实半钱，茯苓半钱，名枳实理中汤。吐泻已愈，而力怯精神未复者，十补饮。

夏天感暑，吐泻如霍乱者，六和汤、香薷汤，皆是要药。大吐泻，复厥逆躁扰，审之因暑得之，止宜香薷饮。

人于夏月多食瓜果及饮冷乘风，以致食留不化，因食成痞，膈绝上下，遂成霍乱。六和汤倍藿香煎熟，调苏合香丸。

厥

厥者，逆也，手足逆冷也。其证不一，散之方书者甚多，今始撮其大概。寒热厥逆，见诸伤门风寒证。

尸厥，即飞尸、卒厥，本门中恶证。

蛔厥，见呕吐门吐蛔证。

痰厥、饮痰，见呕吐门各证。

气厥，即中气，见本门中气证。

卷之二 诸伤门

伤风寒附感冒

凡看病不令染，用雄黄末涂鼻孔，及须知避忌，行从客位边入。男子病，秽气出于口；女子病，秽气出于阴。坐立对语间，宜识得向背。

伤风、伤寒，俗呼为伤寒。传经分三阳三阴，三阳，是太阳、阳明、少阳经也；三阴，太阴、少阴、厥阴经也。经之阴阳，以脏腑言，腑为阳，膀胱、胃、胆是也；脏为阴，脾、肾、肝是也。病之阴阳，乃是外邪之阴阳，阴气阳气是也。阴阳二气，皆能犯脏腑，故阳气犯太阳，则为伤风，恶风而有汗；阴气犯太阳，则为伤寒，恶寒而无汗。在太阳未得解，转入阳明、少阳二经，则纯乎阳，不如太阳易其治。若阳气未能罢，以次传入阴经，则为阴中之阳。盖缘阳经之阳气，来入阴经，虽有自利、欲寝、唇青、手足厥冷、舌卷囊缩等证，不可妄投热药，宜泻其阳之在阴经也。

若阳病下之太过，阳气已脱，遂变为阴，所谓害热示已，寒病复起。或初得病便是阴证，此是阴中之阴。盖缘阴气攻阴经，阴自得传，非自传诸阳经来，只当以温药回其阳。故阳入阴者，变阳以救阴；阴入阳者，用阳以救阳，二者不可不辨。

伤风、伤寒初得病时，俱见发热、头疼、体痛，属太阳经。但伤风恶风有汗，伤寒恶寒无汗，并宜和解散、芎芷香苏散，或人参养胃汤加草、芎各半钱，热服温覆。若的是伤风，有前自汗恶风等证，可用桂枝汤，令其热服温覆。喘，加杏仁一钱；咳，加五味子一钱；渴，加参半钱。外热未止者，败毒散；热而有汗者，败毒散加桂枝半钱，或阳旦汤。呕者不宜用桂枝汤，合于本方加半夏一钱，添姜煎，此非合病之呕，系伤寒杂病，即非正伤寒，故可用也。风寒二证，理当发汗，而其人虚不可汗者，宜桂枝汤加黄芪半钱。若的是伤寒，有前恶寒、无汗等证，可用五积散热服，厚被覆之，取汗。喘嗽者，杏子汤加麻黄半钱。欲汗而不得汗者，再进。已汗而身热不退者，参苏饮或败毒散，加桂枝半钱；呕者，养胃汤，此非治合病之呕。若风寒俱伤，或恶风而无汗，或恶寒而无汗，疑似之间，只宜五积散半帖和败毒散半帖，名交加散。喘嗽者，小青龙汤。有初得病，太阳证具，但寒而未即为热，至一二日后方热，此伤于寒。若伤风，即有热矣。但寒未有热者，五积散发汗。有已服解表药，不恶风，不恶寒，诸表证已罢，于里又未躁、未渴，小便亦未赤，大便如常，独身热未除者，宜香苏饮、败毒散、小柴胡汤加桂枝半钱；有已服解表药，证已罢，又无里证，其人体痛不减者，恐是发汗多，荣卫不和所致，宜小建中汤，用半厚半薄之桂。

若风寒二证，传经后身热烦渴，小便赤，大便不通，言语不得，睡不宁，鼻干头目疼，日晡增剧，不恶寒，反恶热，舌上白苔，中有断文，或黑苔，方为极热，甚则昏不知人，此属阳明经，宜大柴胡汤、小承气汤下之。若具诸证而大便自调者，宜白虎汤少加小柴胡汤。

若胸胁俱痛，头疼，耳聋，口苦，或渴或呕，大小便或利或不利，往来寒热如疟，此属少阳证，宜小柴胡汤。嗽，加北五味子半钱；渴甚，加栝楼根半钱；不渴而外有热者，加桂枝半钱；自汗而尚恶风者，以小柴胡汤半帖，加桂枝汤半帖。

如妇人病中经水适来，或经水适断，此为热入血室，其血必结，故使寒热往来如疟，昼则明了，夜则谵语，宜小柴胡汤，或加生地黄半钱。

若胸膈不快，手足自温，或自利而渴，或腹满时痛，此属太阴经，或自利不渴，宜理中汤，重则加附子四逆汤，此阴中之阴也。腹满而痛，当得通壅，宜桂枝汤加芍药，即是小建中汤，但易厚桂为桂枝耳。不愈，小柴胡汤去黄芩，加芍药一钱，或枳、芍各半钱。腹痛甚，大便不利者，桂枝汤加大黄一钱，临熟入，或大柴胡汤。以诸实各痛当下，此阴中之阳也。

若兀兀欲吐，心烦喜寐，或自利，口燥而渴，或口中和而背恶寒，此属少阴经。但少阴用药有阴阳之分，自利而渴者，宜猪苓汤。盖阳热传入肾，少阴经肾系舌本，故自利，口燥而渴，以猪苓汤利肾中之热。不愈，则当自大便去之，古法合用大承气汤。若难用大承气汤，则用小承气汤，或且进白头翁汤。上项诸药，为阴中极阳者也。

泄利下重，其人四逆，先以水盏半，葱白二根，煎一盏，去葱，煎四逆散至七分。咳，加北五味子、干姜各半钱；悸，加桂枝一钱；小便不利，加茯苓一钱；腹痛，加熟附半钱。

若审是下利清谷，手足四逆，其人面带赤，或腹痛，或干呕，或咽痛，四逆汤倍干姜。面赤者，加葱一根；腹痛，加芍药一钱半；呕，加生姜；咽痛，加桔梗一钱。

若口中和而背恶寒，宜正方四逆汤，不必加减。四逆散、四逆汤，俱治少阴下利，四肢逆冷。泄利下重者与下利清谷者，一凉一温，又自有阴有阳之别。四逆散是治四逆阳症，四逆汤是治四逆阴症。

若初得病便见少阴证，其人发热恶寒，身疼，头不痛者，宜麻黄细辛附子汤微汗之，或五积散加熟附半钱，或五积散加以顺元散。

若烦闷厥逆，或舌卷囊缩，或下利清谷，里寒外热，此属厥阴经。下利清谷者，阴中之阴，宜进通脉四逆汤，或当归四逆汤加生姜、茱萸；舌卷囊缩，不特阴中之阴有之，阳明之热陷入厥阴亦有之。盖阳明主宗筋，宗筋为热毒风所攻，故弗荣而急引舌与卵，凡以舌卷囊缩，当泻阳以救阴，宜大承气汤。阳传太阴而利，故用小建中汤，及小柴胡汤去黄芩，加芍药。此一药治太阴泄利，肠鸣而痛，已利而痛为虚，虚则肠鸣。盖为传阴之阳气渐微，不敢过用冷剂，但以芍药通壅耳。

南阳谓伤寒手足必微冷，若手足自温者，系太阴也。说欠分晓。若阳明，手足安得微冷？少阴、厥阴而大冷，安得言微冷？但当言三阴经，少阴、厥阴，手足厥冷，惟有太阴，手足自温耳。

凡渴，问其所饮，欲冷欲热，欲多欲少。若饮多而欲冷者，阳渴也，更须审其有何证在经也。其太阳证，小便不利而渴者，五苓散；其阳明证，大便不利而渴者，宜于前本经求之，已利犹渴，宜白虎汤；其少阳证，寒热往来而渴者，小柴胡汤去半夏，加栝楼根如其数。阴亦有自利而渴，各已见本经。但阴有渴，古人多用冷剂，以其皆夹阳气耳。经虽阴而病则阳也。然亦有下利清谷，不系热利，纯是阴证，而反见渴者，此是阴在下，格阳于上，兼因泄泻，津液既去，枯燥而渴，其人虽引饮，所饮自少而常喜温，不可投冷剂，宜理中汤，或四逆汤加人参一钱。渴甚连理汤。

有阳证不渴，阴证反渴者，阳明不甚渴，太阴乃大渴，不可不知。治渴一也，有坚肾水而渴止者，有利小便而渴愈者。坚肾水则用天花粉之属，利小便则用茯苓、猪苓之类。盖太阴以利小便为先，阳明以利小便为戒。少阳以胆经，半表半里，未可下之，其人或大渴不止，当以小柴胡汤加天花粉之属坚其肾水，肾水既坚，自还渗入大肠，大便微通，热去而渴解。若病在太阳，太阳在膀胱肾经，非利小便则热无从去，渴何由愈？外有非太阳一证，烦躁发渴，此乃阴盛格阳，不当润其渴，惟当治其阴。

烦躁，阴阳经皆有之。阳明经胃有燥屎故烦，此当下之；太阳经已得汗而烦者，五苓散；少阳亦或有烦，宜小柴胡汤。阴烦，少阴为多，由阳气传入阴经，阴得阳而烦。自利而渴，烦不眠者，辰砂五苓散。若非是阳气传阴，阴气犯阴经，吐利，手足厥冷而烦。经云：阳虚阴乘之，故烦。又云：阴盛发躁。欲坐井中，吴茱萸汤，甚者，四逆汤加葱白二根。

外有虚烦一证，乃是病愈后阴阳未复，时发烦热，竹叶石膏汤；痰多睡不宁者，温胆汤；呕者，橘皮汤。详见寒热门。潮热虚烦证，若误用药下之，身热不去，微烦者，栀子干姜汤。

自利，须辨阴阳。三阳自利，各已本经见之。太阳与阳明合病，下利，头痛，腰疼，肌热，目疼，鼻干，宜葛根汤；阳明与少阳合病，下利，身热，胸胁痞满而呕，或往来寒热，目疼鼻干，宜大柴胡汤。大抵阳热之利与阴热之利、与阴寒之利自不同。阳利粪色必焦黄热臭，出作声，脐下必热，得凉药则止，得热药愈增；阴利必洞下清谷，粪色或白或淡黄，脐下多寒，宜温中止泻之剂。此之谓阴利、阳利，指阴阳二气而言，非曰阴阳二经也。缘阴中亦自有阳利，不可因下利便以为阴也。

外有太阳证，医反下之，遂下利清谷，身体又自疼痛者，急用四逆汤救其里。后得大便已调，身上疼痛，却用桂枝汤解其表。先救里，后解表，恐洞下阳脱，变生不测。

又有内不太满，犹生寒热，未可下而便下之，内虚热入，夹热自利，脐下必热，大便赤黄色，及下肠间津液垢腻，名曰利肠，宜白头翁汤、黄芩汤。

要知均为自利，身不热，手足自温者，太阴；身体四逆者，少阴、厥阴。其余身热下利，皆属阳经。然阴利有反发热，或初病无热，利后却热，或初得病即身热，继而自利，此阴利，非阳传阴经之利。详见后段发热证。

又有人便秘五六日，以药利之，利遂不止，用极热剂方瘥。阳有利，阳有秘，当更以他证别之。

外热内烦，下利上渴，或痞，或痛，或呕，常法多用黄芩汤，半夏泻心汤亦可，不若生姜泻心汤之当，或温胆汤加入黄连，其中枳壳去取在人。

诸阳发热，已见前三阳经。阴不发热，惟少阴能发热。然少阴发热有二证：初得病即见少阴证，发热恶寒，头不疼，宜麻黄细辛附子汤；少阴病始得之，反发热者，多在表，宜此汤。若下利清谷，身热躁扰，里寒外热，仲景谓之反发热，此乃阴盛隔阳，宜四逆汤、附子理中汤。盖阳气传阴经而下利者，乃是热利，阳陷入里，外所以无热；阴气入阴经而下利者，乃是里寒自利，寒既在里为主，则阳气必客于外，所以外反热。要知阴阳二证，发热自是不同，发于阳而发热者头必疼，发于阴而发热者头不痛，此为验矣。

汗下后发寒热，又发汗后只恶寒者为虚，虚乃表虚；发汗后只恶热者为实，实乃里实。只恶寒者，是发其汗，汗出太过，所谓阳微则恶寒，宜芍药甘草附子汤；只发热者，是表已解而里不解，所谓阴微则发热，宜大柴胡汤，或小承气汤。

又有汗下后，阴阳不相入，水火不相济，致余热未退，不可更用冷药，内外俱未可攻，宜小建中汤。若其人已虚，虚能生热，宜小建中汤加当归一钱，或四君子汤加黄芪半钱，或十全大补汤调其荣卫。虚者，四柱汤、真武汤。审知是邪热未解，虽经汗下，却不可畏虚而养病，宜竹叶石膏汤。

又有潮热一证，经云：潮热者，胃家实也。属阳明经，当下。此之潮热，乃独热往来，多于日晡时发，如潮之长落有期。非若先寒后热，寒往即热来比也。

外有病瘥后，多食发热，名曰食复；作劳发热，名曰劳复。复者，愈而复作之义。食复，宜小柴胡加大黄一钱；劳复，宜枳实栀子汤，或小柴胡汤。今人有澡身浣衣、沐髮易床之戒，遂有幽冥鬼神之说。盖虑患者初愈，以垢秽为嫌，作劳太过，致成劳复耳。

呕吐，有寒热二证。无物为呕，有物为吐。何以为吐有物？古语只闻有干呕，不闻干吐。太阳与阳明合病，身热头疼，项强烦热，鼻干目疼而呕，宜葛根汤加半夏一钱；太阳与少阳合病，头疼腰疼，往来寒热，胸胁疼痛而呕，宜黄芩汤加半夏一钱半，入生姜五片煎。若少阳证具不系合病，呕而热者，宜小柴胡汤；若阳明证具，虽显然有可下之者，兼之呕多，犹属上焦，未可遽下，宜小柴胡汤。若太阳不与少阳、阳明合病，而独见太阳证，或吐泻者，恐病人膈间素有痰饮、停饮、伤滞，且以二陈汤定之，候呕吐定，徐进解太阳经药。若先呕却渴者，宜猪苓汤；先渴却呕者，宜治膈间之水，小半夏茯苓汤。渴欲饮水，水入即吐，吐已复渴，名曰水逆，由心经受热而小肠不利也，宜五苓散；若少阴不渴而吐，或干呕者，理中汤去白术，加生姜；呕而吐涎沫者，吴茱萸汤。太阴、厥阴间有呕吐，太阴宜理中汤，厥阴宜四逆汤，并加生姜煎。已上阴证，乃阴中之阴，宜用热剂。阳入阴者，能为利而不为呕，呕属上而近于外也，阳之所入者深，故利也。又有阳证病新瘥后见呕，别无所因，此余热在胃脘也，宜竹叶石膏汤，或橘皮竹茹汤。

大凡得之太阳而呕者，必是合病，呕乃病渐入内，非正太阳也。曾记有人初得病，太阳证在，呕吐不止，药投暖剂莫能治之，知太阳已汗解，固当用冷剂。是太阳见呕，非合阳明，则合少阳，其呕为热，用暖剂非矣。曾见太阳证大呕，因呕吐，药只解表，自除。

又记有人初病具太阳证而呕，一家少长，患状悉类，进养胃汤八服，无不立效。此时行之气，适然如此。是为伤寒杂病，又非可以正经伤寒律之。

面赤，分阴阳毒。太阳不解，阳气怫郁，令人面赤，宜败毒散。下虚，故面戴阳而赤，此阴证，更审有何病，在何经，用药施治。

仲景谓咳逆为哕，有阴阳二证。阴证乃胃寒所生，亦有初本是热，因大发汗后，复吐下之，攻热太过，以致胃寒。因寒而咳逆者，橘皮干姜汤，或半夏生姜汤。咳逆，就桔梗枳壳汤中加半夏、陈皮等分，生姜十片煎，亦治阴咳逆。阳证咳逆，乃胃家热，小柴胡汤、橘皮竹茹汤。阳咳逆而又兼腹痛者，问其前后，知何部不利，前部猪苓汤，后部调胃承气汤。

发黄，有阴阳二证。阳证发黄，留热蓄在脾胃，瘀热与宿谷相搏，蒸郁而黄。凡病人身体发热，头面汗出，颈以下都无汗，渴饮水浆，小便不利，通身头目悉黄。身干无汗，溺又不利，则热不外越，必蕴蓄而成黄证，宜五苓散，用茵陈煎汤调，或栀子汤调服。

又有瘀血一证，遍身亦黄。但瘀血则发狂，大便必黑，小腹按之急痛，而大便却自利，以蓄血不可利小便也，宜桃核承气汤。

阴黄，乃太阴经中湿，体痛发热，身如薰黄，终不如阳黄之明如橘子色也，当叩其小便之利与不利。小便自利，术附汤；小便不利，大便反快者，五苓散。

痓有刚痓、柔痓，又有阴痓、阳痓。痓，有汗为柔，无汗为刚。缘先因伤风，又感寒湿致然。外证俱能发热恶寒，头颈强急，腰背反张，或瘛疭口噤，状如发痫，又如产后角弓反张。风痓，小续命汤皆可用。审是柔痓有汗者，桂枝汤加葛根一钱，重则附子防风散；审是刚痓无汗，宜葛根汤。若胸满口噤，卧不着席，脚挛咬牙，不恶寒者，大承气汤。

发狂，阳证有二，阴证有一。阳证蓄血如狂，已见发黄条中。阳毒发狂，躁而狂走，妄言叫骂，如见鬼状，面赤咽痛，鼻如烟煤，或身斑如锦，或下利赤黄，宜阳毒升麻汤。阴证，乃是病发于少阴，不当正发汗，医见其恶寒，遂强发之，汗因漏不止，其人亡阳，故狂，大略与阴极发躁同。南阳云：亦无此一证。当用阴躁之药，加以收汗之剂，玉屏风散入熟附子一钱，仍外以温粉傅之。或冷汗自出，手足逆冷，其人狂不止者，宜四逆汤冷进。阴发狂，亡阳证多死。

医治伤寒，多问其小便利不利，赤不赤，以别其阴阳。亦有小便自利，遍数多，所出自少，色不甚清，不可因其利而遽谓之阴，必是小便如常，清而不赤，又无诸阳证，方信里之无热。若病在太阳，身体热，太阳属膀胱，未有小便不赤者，不可因其赤遽谓之实热，必是小便如灰汁，或如陈酒，或如血色，无诸表证，方见其热已入里。又有因发汗过多，津液枯竭，以致小便不利，或涩而赤，医者往往利之，重竭其津液。又阳明病，不大便，而小便赤涩，或误利其小便，则津液愈无，胃愈干燥，此又利小便之戒。

不得眠，阴阳皆有之。正病于不得眠者，阳明也。若少阴，当病于欲寐，今乃不得眠，缘阳气入少阴经，非少阴正病也。仲景云：二三日，身热，目疼，鼻干，不得卧者，阳明也。于前阳明证中求药。少阴下利而渴，六七日，咳而呕，心烦不得眠，宜猪苓汤。若少阴病，得之三二日以上，心中烦，不得眠，黄连阿胶汤。外有因发汗太过，胸中烦躁不得眠，欲饮水者，少少与之，其人发渴，小便不利者，五苓散。若因吐下后，心烦气乏，昼夜不得眠，宜酸枣仁汤。若下后复汗，昼日烦躁不得眠，夜则安静，不呕不渴，身无大热者，是汗太过，阳气衰，遂成阴证，干姜附子汤。外有伤寒已解，或因饮食复剧，烦闷，干呕，口燥，呻吟，错语，不得眠，宜黄连解毒汤。又有病瘥后，自不得眠，宜温胆汤，或眠而精魂散乱，异梦惊悸者，温胆汤尤宜。

古论鼻衄属太阳经，风寒皆有之。既衄而表证仍在，于寒当用麻黄汤，于风当再用桂枝汤。且谓发烦目瞑，极者必衄。既发烦目瞑，岂纯是太阳经？兼阳明之脉循鼻，是太阳侵入阳明，汗下俱难。若衄已而热不退者，惟升麻葛根汤、败毒散、阳旦汤为稳。衄而烦渴，饮则吐水，先服五苓散，次服竹叶石膏汤。大衄不止，宜茅花汤，或黄芩芍药汤加茅花一撮。

若少阴初得病，医误以正发汗之法，致迫血动经，妄行而衄，其血非独出于鼻，或从口中，或从耳目。又有阳陷入阴，四肢厥逆，医见其厥，谓寒邪在表，从而汗之，当下反汗，以致动血，是谓下厥上竭，为难治。先哲云：桂枝下咽，阳盛则毙。正以此也。要知汗不出彻，为阳之衄；误发其汗，为阴之衄，二者大不同也。又云：阳盛阴虚，汗之则死。

恶寒，阴阳皆有之。太阳经伤寒，病在表，故恶寒；少阳半在表半在里，亦微恶寒；阳明在里，本不恶寒，阳明或恶寒者，与太阳合病，未可下，宜小柴胡汤。

三阴惟少阴经有恶寒之证，太阴、厥阴皆不恶寒。然少阴恶寒，又有二证。发于少阴者，无热而恶寒，宜温之，属理中汤、四逆汤。少阴无热恶寒，似与前太阳经未即热一条相似，所谓寒未即热者，为太阳证具而未热耳，此之无热恶寒，盖无太阳头痛等证，知为少阴也。阳气传入少阴者，或恶寒而倦，时时自烦，不欲厚衣，属大柴胡汤。

若太阳得汗后大恶寒者，表虚也，芍药甘草附子汤。表虚恶寒而筋惕肉瞤者，真武汤。外有太阴自利不渴、厥阴下利厥逆俱或恶寒，太阴宜理中汤，厥阴宜四逆汤。前既言二阴不恶寒，今又言或恶寒，要知太阴、厥阴皆不恶寒者，此阳传阴者也。三阴皆能恶寒者，阴入阴者也，特在少阴为多耳。背恶寒有二证：三阳合病背恶寒者，必口中不仁，口燥舌干也；少阴病背恶寒者，必口中和也，以此别之。合病，白虎汤；少阴，附子汤。仲景云：有热而恶寒者，发于阳也；无热而恶寒者，发于阴也。与此理同。

身体痛，阳证病在太阳，阴证病在少阴、厥阴。在太阳宜汗，于前本经求药。自利而身体痛，无热证者，为阴病也，急当救里，宜四逆汤、附子汤、真武汤去芍药加干姜，或加官桂如其数。若发汗后身大痛不止，宜小建中汤和其荣卫，加以筋惕肉瞤者，真武汤。外有阴毒，身疼如被杖，与中湿、风湿等证皆能身体痛重。《活人书》载之已详，兹不复述。

自汗九证，备见《活人书》。但少阴不得有汗，而或反自汗出，以阳气衰少，无以固阴液，故汗不当出而出，宜真武汤。阳明病，法多汗而或反无汗，如虫行皮中状者，以病人久虚，津液竭不能为汗，宜用黄芪建中汤。得津液既和而阳明证仍在，徐用小柴胡汤。若太阳发汗多，遂漏不止，其人恶风，宜桂枝汤加熟附子一钱。漏汗而筋惕肉瞤，身欲振振擗地者，真武汤。外有头汗数证，引饮，小便不利，身必发黄，已见前发黄证。胸胁微痛，但头汗出，往来寒热，心烦者，小柴胡汤。心下紧满，无大热，但头有汗，此名为水结胸，以头汗别水结证，小半夏茯苓汤内加苓倍半夏。

白苔，舌上微白者，未可便为热证。必苔白而厚，其上如刺，焦裂破纹，摸之略无小润，甚成黑苔，方为热极，加以下证悉具，无表里证，方可用小承气汤、大柴胡汤。亦有病属阴证，下利清谷，阳气客于上焦，烦躁引饮，舌苔如前证，或鼻如烟煤，欲去衣被，不可误以为阳，附子理中汤、四逆汤冷服。

阴阳之病皆能发厥，故有阳厥，有阴厥，皆病之深也。二厥惟阳厥易误，当问其初得病如何。若初得病，头不痛，四肢逆冷，足多挛卧而恶寒，或汗，自引衣盖覆，或不渴，或利清谷，或小便自调，人多惺惺而静，此寒厥也，是为阴中之阴，宜四逆汤、附子理中汤；若初得病，头痛身热，外别有阳证，至五六日方发厥，其人虽厥，或畏热，或饮水，或扬手掷足，烦躁不得眠，大便秘，小便赤，多昏愦者，此热厥也，是为阴中之阳，宜白虎汤，或大承气汤。热厥，虽手足冷而指甲暖，不若寒厥，并指甲俱冷。此辨阴阳要法也。

近有阳病，自腰以上极热，两脚常冷。盖三阴脉上不至头，故头不疼；三阳脉下不至足，故足冷也。

咽喉痛，有阴阳二证。面赤，身发斑如锦，唾脓血而咽喉痛者，此阳毒证，宜阳毒升麻汤；手足厥冷，或吐利而咽喉痛者，此少阴证，宜通脉四逆汤，于中加桔梗一钱。

又有非是暴寒中人，伏气于少阴，经旬月方发，先咽痛而次下利，宜半夏桂甘汤，谓之肾伤寒。此证人罕知。

亦有初得病，头痛发热，无阳毒、少阴诸证，而咽喉自痛者。此因感冒后，顿厚衣被；或用蛮法，服生姜、热酒即卧，遂成上壅；或先有壅热，欲取凉快，致为外邪所袭。既有风寒，又有热壅，宜参苏饮倍桔梗加木香半钱，或消风百解散，或败毒散，或五积散、败毒散各半贴，名交加散。

腹肚满痛，有阴阳之别。腹痛属里，正太阳经腹不痛，少阳有胸胁痛而无腹痛，若有阳明腹满急而痛，此为里实，宜大柴胡汤、小承气汤。此总论三阳经阳中之阴。三阴下利清谷，而又腹痛者，里寒故也，四逆汤、附子理中汤。阳气传太阴经，腹满而痛，其证有二，有实痛，有虚痛。肠鸣泄利而痛者，虚痛也，此独论太阴经阴中之阳，小建中汤，即桂枝加芍药汤，但桂有厚薄耳，不瘥，则小柴胡汤去芩加芍药如数；腹满大便秘，按之痛者，实痛也，桂枝汤加大黄一钱。此之虚痛、实痛，乃是以阳邪渐消为虚，阳气正大为实。又阳气传少阴六七日，腹胀满，不大便者，当下，宜大承气汤。

痞、结胸，皆误下所致。按之胸膈石硬而痛，小结胸也；不按自痛者，大结胸也；心下满而不痛者，痞也。恶寒身热，病发于阳，未有下证而反下之，则为结胸；恶寒无热，病发于阴，不当下而反下之，则为痞。二证之中，又各分阴阳。痞、结胸皆应下。表未解尚恶寒者，且宜解表，用桔梗枳壳汤和桂枝汤各半帖煎。如表已解，则可用小陷胸汤以攻小结胸，大陷胸汤以攻大结胸，或先宜用桔梗枳壳汤，不效，则用大、小陷胸汤。此大、小结胸，乃为热结，其人必烦躁，渴，心中懊侬。仲景云：结胸症，脉尚浮，未全结也，宜桂枝汤。

又有寒实结胸，虽痛而无烦躁等证。此因下后虚逆，寒气独结，宜理中汤加枳实半钱、茯苓一钱，或枳实理中丸。寒实结胸，仲景用三白散。

又有水结胸，无大热证，头微汗出，宜小半夏茯苓汤。

如寒痞，则用理中汤加枳实半钱，茯苓一钱，或枳实理中丸。阳痞时有热证者，先用桔梗枳壳汤，次用黄连泻心汤；虽有热而复恶寒汗出者，附子泻心汤；表解而胃中不和，心下痞硬，干噫食臭，腹中雷鸣下利者，生姜泻心汤，或甘草泻心汤；痞而有阴阳杂证，半夏泻心汤；痞而渴，饮水即吐者，五苓散。亦有不因误下而自痞者，审在何经，且当治本经病，痞甚，则攻其痞。

大结胸为阳，然亦有阴结，用理中热剂。痞则为阴，亦有阳痞，用三黄凉剂。此盖随阴阳变通，不可执也。

喘嗽，有阴阳。太阳经喘嗽，略于前本经言之，详见嗽门。少阳有嗽无喘，有喘非少阳也。其见少阳证而嗽者，宜小柴胡汤加北五味六分、干姜四分。阳明有喘无嗽，有嗽非正阳明也。其阳明证喘有潮热者，宜大承气汤。阴证喘惟少阴有之。若四肢沉重疼痛，小便如常，大便自利而嗽者，真武汤去芍药，加北五味、干姜各半钱，细辛三钱，此阴中之阴；若四肢厥逆，腹中痛，泄利下重而咳，四逆汤加北五味、干姜各半钱；下利呕渴，身烦不得眠而咳嗽者，独苓汤，此阴中之阳。诸阴喘促，最为危证，反阴丹。

谵语属阳，郑声属阴。经云：实则谵语，虚则郑声。谵语者，颠倒错乱，言出无伦，常对空独语，如见鬼状；郑声者，郑重频繁，语虽谬而谆谆重复不自已。年老之人，遇事则谇语不休，以阳气虚故也。此谵语、郑声，虚实之所以不同也。二者本不难辨，但阳盛里实与阴盛隔阳，皆能错语，须以他证别之。大便秘，小便赤，身热烦渴而妄言者，乃里实之谵语也；小便如常，大便洞下，或发躁，或反发热而妄言者，乃阴格阳之谵语也。里实宜下，调胃承气汤；热躁甚而妄言不休，大渴喜冷，宜理中汤；阴格阳，宜温胆汤、四逆汤、附子理中汤。又有不系正阳明，似困非困，间时有一二声谵语者，当随证施治。

外有已得汗，身和而言妄者，此是汗出后，津液不和，慎不可下，乃非阳非阴者，宜小柴胡汤和建中汤各半帖，和荣卫，通津液。若阳传入阴，自利，手足厥逆，语或错乱，此虽已自利，其中必有燥屎，犹当下之，阴中之阳，宜调胃承气汤。瘀血在里，大便黑，小便利，小腹痛，其人如狂，谵语者，桃核承气汤。妇人伤寒发热，经水适断，此热入血室，其血必结，亦能谵语，宜小柴胡汤。病后血气未复，精神未全，多于梦寐中不觉失声如魇，此不系谵语、郑声，宜温胆汤去竹茹，入人参半钱，或用六君子汤。

多寐四证，风湿多寐，见《活人书》，不可更发汗，宜败毒散。属太阳经。

久不得寐，一旦欲寐，别无余病，此为阴阳和而愈也。

若少阴得病，但欲寐者，急投四逆汤。

外有狐惑，忽忽喜寐，当于《活人书》求之。

小便难，须别阴阳。经云：阴虚则小便难。然阴虚则阳必凑之，于小便故难，而其色赤黄者，为阳所凑，中有热也，是阴血虚不足以胜阳气，则阳盛而便难，宜五苓散加滑石末；太阳病发汗，遂漏不止，其人恶风，四肢微急，难以屈伸，而小便难者，是阳气虚不足以固阴液，则液干而便难，宜桂枝汤加熟附子一钱，或更加茯苓。又有阳明短气，腹满，胁下及心痛，鼻干，不得汗，身黄，小便难，潮热而哕者，小柴胡汤加茯苓一钱。经云：日晡所发潮热者，胃家实也。此属阳明当下证。然亦有每至晡时发热，五更复退，而大便自利，用姜附辛热剂而愈，岂可以日晡潮热，遽谓之阳？遽谓之实？要须以他证参之。愚曾治患人沈其姓之子，乃所亲见而亲试者也。

三阳有头痛，三阴无头痛，此论古矣。然阴间有头痛，厥阴循喉咙之后，与督脉会于颠；阳间不头痛，似非正法。曾治邻叟范家，身热，头略不痛，进小柴胡汤八服才愈，亦不可不知。诸病已解，无别证，但头疼者，连鬚葱白、生姜煎汤。若发汗太过致头疼甚者，宜小建中汤加芎一钱。

阳病能食，阴病不能食，热则消谷善饥。阴证能食为欲愈，以阳气复也，然犹不可多与之食，恐脾气尚怯，不能消化。阳病不节食则增病，愈后多食则病复生，古谓之食复，今谓之发哺。以谷气多则助阳气，稼穑作甘辛，甘辛发散为阳也。所以病后虚烦一证，先贤以为慎谷则愈。

伤寒治法，阳有此证，阴亦有此证。似阳而阴，似阴而阳，最难分别，毫厘之差，千里之谬。前之所述，虑正及此，故逐条辨论。其如阴毒、阳毒、风温、湿温、温疫、温疟、吐血、吐蛔、发斑、两感、百合、狐惑、阴阳易毒、心气包络，当并遵《南阳活人书》，用药何在具陈。况治伤寒大纲，不出阴阳。举其纲，则虽节目纤悉，有未能尽，不妨于《活人书》参考。

胃中冷，必吐蛔。吐蛔，人皆知为阴也。然亦有阳证吐蛔者。盖胃中空虚，既无谷气，故蛔上而求食，至咽而吐，又看别证如何，不可专以胃冷为说。曾记一人阳黄吐蛔，又大发斑，阳毒证。口疮咽痛，吐蛔，皆以冷剂取效，是亦有阳证矣。

伤寒先犯太阳，以次而传，此特言其概耳。然其中变证不一，有发于阳，即少阴受之者；有夹食伤寒，食动脾，脾太阴之经一得病即腹满痛者；亦有不循经而入，如初得病径犯阳明之类，不皆始于太阳也；亦有首尾止在一经，不传他经；亦有只传一二经而止者，不必尽传诸经也。至如病之逾越，不可泥于次序，当随证施治。所以伤寒得外证为多。仲景云：日数虽多，有表证者，犹宜汗；日数虽少，有里证者，即宜下。

古论少阳居阳明之次，此以五行生克论。若谓阳主生，则水生木，太阳膀胱阳水，合传之少阳胆木，兼太阳在表，少阳表里之间，阳明在里，自外渐入内，次第正当如此。果如《伤寒论》中所说：一日太阳，二日阳明，三日少阳。岂可第二日病在里，而第三日方半表半里者乎？愚固不能辄反其说，然于心终所未安。

伤寒六日或七日，若一手有脉，一手无脉，若两手俱无，此欲成候也，宜半夏泻心汤，或生姜泻心汤。此合病之剂。

阳明下证已具，其人喘嗽，或微恶寒，为太阳阳明；或往来寒热，为少阳阳明。于阳明证中而有太阳、少阳证未罢，此非正阳明也，慎未可遽下。所以古注阳明有三，常须识此。

有伤寒杂病，有伤寒正病。伤寒杂病者，难以正病治。如病人证状不一，有冷有热，阴阳显在目前，当就其中大节先治，徐治其余证。然亦不可用独热、独寒之剂。又如呕、渴、烦热，进小柴胡汤，呕、渴、烦热者止，而下利不休，以小柴胡汤为非，则呕、渴、烦热不应止，以为是，则下利不应见；吐、利、厥逆，进附姜汤，吐、利、厥逆止者，而热渴、谵语、昏不知人，以姜附为非，则吐、利、厥逆不应止，以为是，则热渴、谵语不应见。此亦伤寒杂病，虽无前项冷热二证，显然并见之迹，而阴中有阳，阳中有阴，潜伏其间，未即发见，用药一偏，此衰彼盛。医者当病有可疑之处，能反覆体认，无致举一废一，则尽善矣。

伤寒有坏病者，缘已发汗、吐下仍不解，为坏病。如或病中又感寒热异气，若重感于寒，则先热后寒，而为温疟；重感于风，则四肢不收，头疼身热，常自汗出而为风温；重感温热，则身发斑，为病最重，而为温毒。至此，则经候传变，无复纪纲，皆名坏伤寒，当于《活人书》中本病而治之。

伤寒要紧处，在分表里而为汗下。有病人自汗、自下者，有医用药汗之、下之者，中间节目颇多。汗药宜早，下药宜迟，此亦大纲之论耳。且如失血家不可发汗，淋家不可发汗，如此等类，岂宜遽用表剂？当徐徐解散。苟或不当汗而强汗，则津液耗竭，变生百病，因兹夭伤，岂可一以汗药宜早为说？阳明汗出而多，宜急下；少阴下利而渴，宜急下；厥阴舌卷囊缩，宜急下。如此等证，当速用利下之剂。苟或当下而不下，则热毒转深，遂致失下，不可救疗，岂可一以下药宜迟为说？

又发汗之法，但欲遍身濈濈，不欲如淋漓。下之法，进一服后，如人行十里许未通，方进次服，已通之后，服不必尽剂。伤寒用药，不可轻易解表，虽当用麻黄、桂枝，亦且先用芎、芷、朴、术，如和解散、芎芷香苏饮加苍术之类。攻里虽当用大承气、大柴胡，且先用小承气、小柴胡。又阴证虽合用四逆汤，且用理中汤；欲用真武汤，且用三白汤。庶不失古人重敌之意。若证候已危，不可失机，勿拘此说。

伤寒有阴证而头或疼，未有正阳证而头略不疼者；有阴证而反发热，未有正阳证而身不热者；有阴证而或小便自赤，未有正阳证而小便不赤者。此当正法也。

感冒为病，亦有风寒二证。即是伤寒外证，初感之轻者，故以感冒名之，若入里而重，则是正伤寒。初感用药与前项太阳证亦同。今病人往往恶言伤寒，不知轻则为感，重则为伤，又重则为中。有其病而讳其名，甚为无义，特以俗呼为大病，故讳言之耳。

曾有病人发热畏寒，身疼头痛，医谓太阳证，以五积散表之。六日后，发渴谵语，大便自得病竟不通，用小柴胡汤，继以大柴胡汤。得利后，忽四肢逆冷，舌卷囊缩，气息喘急，面里睡卧，用真武汤，利不止，而病如故，遂用附子理中汤、四逆汤，方得利止，手足稍温，当夜贴然。次日忽又发热，谵语口渴，小便赤痛。又经六七日，大便仍复不通，再用润肠丸，通得大便，而诸证不减。后来只用温胆汤加人参，及减桂五苓散，久而渐愈。此病用凉药则阴胜，用温药则阳胜，随手辄变，皆是用之过也。若四逆之后，阳证仍复，医苟不审，再用大柴胡、承气之属，必又复为阴。所以终收功于温胆汤、五苓散，以平稳故也。故出为用药太过之戒。

春病曰温，夏病曰热，不出此诸证，但因时而异其名耳。其时有不正之气，感袭于人，因得时气之名，今俗总呼为伤寒。只是天气尚热，古人有用热远热之戒。桂枝汤宜加黄芩，名阳旦汤；五积散宜加石膏、升麻、知母。其真武汤乃阴证之先剂，或未敢遽用熟附，则不若生附为稳，或半生半熟，若其人多痰，附子尤宜生用。寻常感冒，和解散、香苏饮，或可加苍术，不换金正气散、普贤正气散、对金饮子、养胃汤，皆是面手表散之剂。解肌热及上焦热，参苏饮、败毒散、百解散、十神汤。

太阳有风与寒之不同，三阳有正证、合病之不同，不可不别。

北人初得病，以苍术、麻黄并用相半，为发汗第一义。才觉壮热，便用防风通圣散。南北殊俗，其禀受素实故也。

曾记一老成人言：感冒服发汗药，得汗证候尽除，只身热未退，再用热药，而热仍在，表里都无别病，温凉汗下俱所不可者，宜进养正丹四五十粒。

病愈后，别无他证，只微热未尽除，其人脾气久虚，欠调理，脾主肌肉，故生余热，燥补不可，宜用理中汤，加蜜一匙许煎。

原是阳证，因汗下太过，遂变成阴，便当作阴证治。却不可谓其先初是阳，拘拘于阳传阴之说，乃是三阳坏证转为阴也。此为阳之反，而非阳之传。

有虚人感冒发热，才得一日，热不为久，又不为重，便见谵语，此乃虚不禁热，不可遽用十分冷剂。

三阴头痛，非是正病。然阴盛隔阳者，亦有头疼，以其病本在阴，而阳又为阴所病，故亦见阳证也。

有原是阳证，因冷剂太骤，遂见下利不止，而诸阳证仍在，略不少衰，此当以暖药固其下洞，稍定，又宜随证治之，不可用热。初病是阳经见头疼，以次阳传入阴，头略不疼，不可便谓不疼为阴证，须问其得病之初头疼与否？

有汗下而热不退，多用凉肌药而又不退，动至半月或兼旬者，乃是阳气离经，不能复还，客于皮肉之间，病此甚众。此当调补收敛之，不可用辛热重剂药。又病六七日，候至寒热作汗之顷，反大躁扰，复得汗而解。盖缘候至之时，汗已成而未彻，或者当其躁扰，误用冷剂，为害非轻，不可不审也。

有微恶风，微发热，起居饮食自如常，但不甚清快，又不可过用表剂。若投以和解、养胃、清金之类不效者，宜神术散。有阳证下后，热退脉平，而神思恍惚，昏昏不知痛痒处，不省人事，如痴如喑，不可谓其为虚，妄投补剂，只一味参汤，或不药自愈。

阳证身热而胸膈痞塞者，减桔梗、枳壳之半，前胡、柴胡足其数。

伤　暑

伤暑必自汗，背寒，面垢，或口热烦闷，或头疼发热，神思倦怠殊甚。所谓暑伤气而不伤形是也。但身体不痛，与感风寒异。宜香薷饮、六和汤、香薷汤。

呕而渴者，浸冷香薷汤，或五苓散兼吞消暑丸；呕不止者，枇杷叶散去茅根，吞来复丹；呕而痰，却暑散吞消暑丸，或小半夏茯苓汤，或消暑饮。

泻而渴者，生料平胃散和生料五苓散各半帖，名胃苓饮，间进来复丹。此丹本非治泻之药，惟施之暑泻则宜，然泻甚亦不可用。泻定仍渴，春泽汤，或缩脾饮。

伤暑，心头痞闷，人皆谓暑毒攻心，不知有暑即有痰。痞闷者，痰为之也。

盛暑途中，仓卒无水，渴甚，急嚼葱头二寸许，抵饮水二升。

泻而腹痛，有积者，生料五苓散、藿香正气散，匀各半帖。若泻虽无积，其腹痛甚，生料五苓散加木香七分，或六和汤加木香半钱，或不加木香，只与二药，煎熟去滓，调下苏合香丸。

又有不渴而腹干痛者，六和汤煎熟，调苏合香丸尤宜。

泻而发热者，胃苓饮；泻而发渴者，胃苓饮兼进缩脾饮。泻渴兼作未透者，汤化苏合香丸，吞来复丹，或研来复丹作末，白汤调下；已透者，香薷饮。感冒，外发热者，六和汤、香薷汤、香薷饮；身热烦者，五苓散，或香薷汤加黄连一钱；热而汗多，畏风甚者，生料五苓散；热而渴者，五苓散兼进缩脾饮。

暑气攻里，热不解，心烦口干，辰砂五苓散，或香薷饮加黄连一钱。若大渴不止，辰砂五苓散吞酒煮黄连丸。

暑气攻里，腹内刺痛，小便不通，生料五苓散加木香七分。

冒暑饮酒，引暑入肠内，酒热与暑气相并，发热大渴，小便不利，其色如血，生料五苓散去官桂，加黄连一钱；或五苓散去桂，吞酒煮黄连丸。

暑气入肠胃，而小便艰涩不通者，加味香薷饮，仍佐以三黄丸。

暑气入心，身烦热而肿者，宜辰砂五苓散，或香薷饮加黄连一钱。

伤暑而伤食者，其人头疼背寒，自汗发热，畏食恶心，噫酸臭气，胸膈痞满，六和汤倍砂仁。

若因暑渴饮，食冷物，致内伤生冷，外伤暑气，亦宜此药。暑偏要入心者，心属南方离火，暑气所入，各从其类。小肠为心之腑，利心经暑毒，使由小肠中出。五苓散利小便，为治暑上剂也。

有伤于暑，因而露卧，又为冷气所入，其人感暑复感冷，自汗怯风，身疼头痛，去衣则凛，着衣则烦，或已发热，或未发热，并宜六和汤内加扁豆、砂仁。一方用藿香，一方用紫苏。正治已感于暑，而复外感于风寒，或内伤生冷，以藿香、紫苏兼能解表，砂仁、扁豆兼能温中。然感暑又感冷，亦有无汗者，只宜前药。若加以感风，则断然多汗，审是此证，宜生料五苓散，内用桂枝为佳。市井中多有此病，往往日间冒热经营，夜间开窗眠卧，欲取清凉，失盖不觉，用药所当详审。有此证而发潮热，似疟犹未成疟者，六和汤、养胃汤各半帖相和煎；有此证而鼻流清涕，或鼻孔热气时出，六和汤加川芎半钱，羌活七分。

有因伤暑，遂极饮以冷水，致暑毒留结心胸，精神昏愦，语音不出，煎香薷汤，化苏合香丸服。

有因伤暑，用水沃面，或入水洗浴，暑湿相搏，自汗发热，身重，小便不利，宜五苓散。

伤暑而大汗不止，甚则真元耗散，宜急收其汗，生料五苓散倍官桂，或加黄芪如术之数。此亦古法也。

伤暑自汗，手足厥冷者，煎六和汤，调苏合香丸。

伤暑自汗，手足时自搐搦者，谓之暑风。缘已伤于暑，毛孔开，而又邪风乘之，宜香薷饮，或香薷汤，并可加羌活一钱。痰盛者，六和汤半帖和星香散半帖。

暑月，身痒如针刺，间有赤肿处，亦名暑风。末子六和汤和消风散，酒调服。暑风而加以吐泻兼作者，六和汤、藿香正气散各半帖，加全蝎三个。

有暑毒客于上焦，胸膈痞塞，汤药至口即出，不能过关，或上气喘急，六和汤浸冷，调入麝香少许。

伏暑烦渴而多热痰者，于消暑丸中，每两入黄连末二钱，名黄连消暑丸。或二陈汤，或小半夏茯苓汤，并可加黄连一钱。暑气久而不解，遂成伏暑，内外俱热，烦躁自汗，大渴喜冷，宜香薷饮加黄连一钱，继进白虎汤。若服药不愈者，暑毒深入，结热在里，谵语烦渴，不愿近衣，大便秘结，小便赤涩，当作热病治，可于伤寒阳明证求药。

伤湿附痹

伤湿为病，发热恶寒，身重自汗，骨节疼痛，小便秘涩，大便多泄，腰脚痹冷，皆坐卧卑湿，或冒雨露，或着湿衣所致，并除湿汤。

又前诸证而腰痛特甚，不可转侧，如缠五六贯重，皆由湿气入肾经，肾属水，从其类也。宜肾着汤，或渗湿汤煎服。

小便秘，大便溏者，《尚书》雨淫腹疾者是也。五苓散吞戊己丸。戊己属土，土能克水，因以得名。五苓乃湿家之要药。经云：治湿不利小便，非其治也。义盖取此。

伤湿而兼感风者，既有前项证，而又恶风，不欲去衣被，或额上微汗，或身体微肿，汗渍衣湿，当风坐卧，多有此证，宜除湿汤、桂枝汤各半帖和服，令微发汗。若大发其汗，则风去湿在。已得汗而发热不去者，败毒散加苍术一钱，防风半钱。

伤湿又兼感寒，有前诸证，但无汗，惨惨烦痛，宜五积散和除湿汤各半帖。微发汗已，仍复热而渴者，除湿汤半帖和五苓散半帖。

伤湿而兼感风寒者，汗出身重，恶风喘满，骨节烦疼，状如历节风，脐下连脚冷痹不能屈伸，所谓风寒湿合而成痹，宜防己黄芪汤、五痹汤。详五痹，用药于风湿最宜。若因浴出，未解裙衫，身上未干，忽尔熟睡，致及肾经，外肾肿痛，腰背挛曲，只以五苓散一帖，入真坯少许，下青木香丸。如此三服，脏腑才过，肿消腰直，其痛自止。

伤　酒

伤酒，恶心呕逆，吐出宿酒，昏冒眩晕，头痛如破，宜冲和汤、半夏茯苓汤，或理中汤加干葛七分，或用末子理中汤和缩脾饮。酒渴，缩脾汤，或煎干葛汤，调五苓散。久困于酒，遂成酒积，腹痛泄泻，或暴饮有灰酒，亦能致然，并宜酒煮黄连丸。多饮结成酒癖，腹中有块，随气上下，冲和汤加蓬术半钱。酒停胸膈，为痰饮者，枳实半夏汤加神曲、麦芽各半钱；冲和汤加半夏一钱，茯苓七分。

多饮酒，积入脾，遂成酒黄。详见拾遗门疸证。

伤　食

伤食之证，胸膈痞塞，吐逆咽酸，噫败卵臭，畏食，头痛，发热恶寒，病似伤寒，但身不痛耳，治中汤加砂仁一钱，或红丸子、小七香丸和服。

食过多而伤，停留中脘，闻食气则呕，二陈汤加砂仁一钱，未愈，更加丁香半钱。或治中汤加砂仁一钱，丁香十粒。大呕不止者，大便去之，枳实半夏汤加砂仁一钱，白豆蔻仁半钱，咽感应丸。

初因食一物过伤得病，后再食之，旧病复作，一味红丸子常服。

伤食，腹痛胀满，大便不通，遂成食积，小七香丸一帖，用水一盏，姜三片，煎八分，去姜，吞感应丸。

伤食泻 见大小腑门泄泻证

伤于生冷油腻，停滞膈间，脾气不温，食难消化，或多餐糯食，及一切非时难化之物，并宜红丸子、金上牢内消丸。

伤食兼感风寒，其证与前同，但添身疼一证，俗谓之夹食伤寒，宜生料五积散，或养胃汤、香苏饮、和解散选用。若不瘥，而病入里者，宜下之。见诸伤门伤寒证。食蟹太过致伤，一味丁香足以治之。有饮食不节伤食，以致半身不遂，状如中风，不可作风治。盖人之饮食，下咽而入肝，由肝而入脾，由脾而入胃，因食所伤，肝气不理，故痰涎壅塞，若中风然，亦有半身不遂者，肝主筋故也。治以风药则误矣，宜用消食之剂，其中当木瓜散，却不可妄下之。食毒物、非时物，多病此，不伤脾，不伤胃，而伤肝。病不在下，故不可妄下。饮食下咽，直入于胃，此云由肝入脾，由脾入胃，必自有说。

卷之三 诸气门

七 气

七气致病，虽本一气，而所以为气者，随证而变。《三因方》论最详。喜、怒、忧、思、悲、恐、惊，谓之七气。所伤有小痰在咽喉间，如绵絮相似，咯不出，咽不下，并宜四七汤，未效，进丁沉透膈汤。审知是思虑过度，宜四七汤去茯苓，加半夏如数，仍加石菖蒲、人参各半钱；审知盛怒成疾，面色青黄，或两胁胀满，宜调气散，或四七汤加枳壳、木香各半钱；因惊恐得疾，心下怔忡者，见惊悸门。外有七气眩晕者，当于诸中门中气证取药。

痞塞附噎膈

诸痞塞及噎膈，乃是痰为气所激而上，气又为痰所膈而滞，痰与气搏，不能流通，并宜用二陈汤加枳实、缩砂仁各半钱，木香一钱，或五膈宽中散。应诸痞塞胀满，胸膈不利，或气上逆，或腹疼痛，并宜木香流气饮。应膈上诸般冷气，不问痞塞及疼痛，且与姜汁一二盏，痰饮尤宜。

邪气作痞，宜用疏剂。若气不顺，逆上为痞，此乃虚痞，愈疏而痞愈作，宜于收补中微有疏通之意，不可十分用香剂。古方载泻后膈痞，用理中，即此意也。

因七气所伤，结滞成疾，痞塞满闷，宜四七汤，或导痰汤加木香半钱，或下来复丹；因冷气停滞中脘痞塞，并可用挝脾汤加丁香，或丁沉透膈汤；因伤食痞塞，见诸伤门伤食证。气虚上逆，遂成痞塞而疼者，六磨饮吞黑锡丹。

若痞塞服诸药不效，大便不甚通者，宜感应丸加巴豆，或半硫丸、备急丸、木香槟榔丸通之。

因怒痞塞，见本门七气证。诸五噎五膈，并宜五膈宽中散，不效，谷神嘉禾散。前痞塞诸药，皆可选用。噎膈甚而水浆不入，药食皆不下，食入口即吐者，当镇坠之，宜盐汤下灵砂丹，仍以嘉禾散作末，干点服。

积　聚

五脏之积曰五积，六腑之积曰六聚。积有定形，聚无定处，不问何经，并宜十味大七气汤，吞下尊贵红丸子，须日数服。木香、槟榔去气积，神曲、麦蘖去酒积，虻虫、水蛭去血积，礞石、巴豆去食积，牵牛、甘遂去水积，雄黄、腻粉去涎积，硇砂、水银去肉积，各从其类也。

有饮癖结成块，在腹胁之间，病类积聚，用破块药多不效，此当行其饮，宜导痰汤。何以知为饮？其人先曾病瘥，口吐涎沫、清水，或素来多痰者是也。

又多饮人，结成酒癖，腹肚积块，胀急疼痛，或全身肿满，肌黄少食，宜十味大七气汤，用红酒煎服。

肝积在左胁下，状如覆杯，或如鳖，或呕逆，或痛在两胁，牵引小腹，足寒转筋，久则如疟，名曰肥气，宜大七气汤煎熟，待冷，却以铁器烧通红，以药淋之，乘热服。

肺积在右胁下，大如覆杯，气逆背痛，或少气喜忘，目瞑肤寒，皮中时痛，如虱缘针刺，久则咳喘，名曰息贲，宜大七气汤加桑白皮、半夏、杏仁各半钱。

心积起脐下，直至心，大如臂，腹热咽干，心烦，甚则吐血，名曰伏梁，宜大七气汤加石菖蒲、半夏各半钱。

脾积在胃脘，大如覆杯，痞塞不通，背痛心疼，饥减饱见，腹满吐泄，足肿肉消，久则四肢不收，名曰痞气，宜大七气汤，下红丸子。

肾积发于小腹，奔上至心，上下无时，如奔豚走，饥见饱减，小腹急，腰痛，口干，目昏，骨冷，久则骨痿，名曰奔豚，宜大七气汤倍桂，加茴香、炒楝子肉各半钱。

若腹中似若癖瘕，随气上下，未有定处，宜散聚汤。

若气作痛，游走心腹间，攻刺上下，隐若雷鸣，或已成积，或未成聚，以全蝎一个，劈破，煎汤，调苏合香丸。

有正当积聚处，内热如火，渐渐遍及四肢，一日数发，如此二三日又愈，此不当攻其热。

又有原得热病，热留结不散，遂成癥癖，此却当兼用去热之剂。

有病癥瘕腹胀，纯用三棱、莪术，以酒煨服，下一物如黑鱼状而愈。或加入香附子用水煎，多服取效。

又有病此者，用姜苏汤，吞六味丸。六味者，乃小七香丸、红丸子、小安肾丸、连翘丸、三棱煎、理中丸六件等也。

诸饱气，并见诸痛门腹痛证。

肿

肿病不一。遍身肿、四肢肿、面肿、脚肿，方谓之水气。然有阳水、有阴水，并宜先用五皮饮、升降汤，或除湿汤加木瓜、腹皮各半钱。如未效，继以四磨饮，兼吞桂黄丸。肿者，总名曰钟也，寒热气所钟聚也。应阴水、阳水及蛊胀服药外，并宜赤小豆粥佐之。

遍身肿，烦渴，小便赤涩，大便多闭，此属阳水。轻宜四磨饮，添磨生枳壳，兼进莱菔饮。重则疏凿饮子、万灵饮利之，以通为度。

亦有虽烦渴，而大便已利者，此不可更利，宜用五苓散加木通、大腹皮半钱，以通小便，或分心气饮。

遍身肿，不烦渴，大便自调，或溏泄，小便虽少而不涩赤，此属阴水，宜实脾饮。小便多少如常，有赤时，有不赤时，至晚则微赤，却无涩滞者，亦属阴也，不可遽补，木香流气饮，继进复元丹。若大便不溏，气息胀满，宜四磨饮，下黑锡丹。

感湿而肿者，其身虽肿，而自腰下至脚重，腿胀满尤甚于身，气或急或不急，大便或溏或不溏，但宜通利小便，多服五苓散，吞木瓜丸，间进除湿汤，加木瓜、腹皮各半钱，炒萝卜子七分半，碾碎之。

有患生疮，用干疮药太早，致遍身肿，不可妄施他剂。若大便不通，升麻和气饮；若大便如常，或以自利，当导其气，自小便导之，宜五皮饮和生料五苓散；腹若肿，只在下，宜除湿汤和生料五苓散，加木瓜如泽泻之数。

有元肾气根下注而成脚肿，此当就元头上治，不可妄以脚气药施之。盖气入肾，则先脚肿，而后肾疼；肾气注，则先肾疼，而后脚肿。五心缺盆平，唇肿脐突者，不可治。

病后浮肿，此系脾虚，用二分平胃散、一分五苓散和匀，汤调，或生料煎服。或用生料平胃散，加木瓜、腹皮、人参各半钱，茯苓一钱。或六君子汤加木香半钱。肿甚者，木香流气饮。

有浑身水肿，以青蛙一二个去皮，火炙食之，肿退。亦有单独腹胀，用亦效者。

治阳水浮肿，败荷叶烧存性，碾末，米饮调下。荷叶服之令人瘦劣，今假病，欲容体瘦以示人者，一味服荷叶灰，故可以退肿。

浮肿之处，若焮热赤肿而坚，其人或憎寒壮热，或为痈疽，或遍身生疮而肿，并见疮毒门。

四肢肿，谓之肢肿，宜五皮饮加姜黄、木瓜各一钱，或四磨饮。

脚肿见本门脚气证。

面独肿，苏子降气汤，兼气急者尤宜。或煎熟去滓后，更磨沉香一呷。

有一身之间，唯面与双脚浮肿，早起则面甚，晚则脚甚，经云：面肿为风，脚肿为水。乃风湿所致，须问其大小腑门通闭，别其阴阳二证。前后用药，惟除湿汤加木香、腹皮、白芷各半钱可通用，或以苏子降气汤、除湿汤各半帖煎之。

蛊　胀

蛊与鼓同。以言其急实如鼓，非蛊毒之蛊也。

俗谓之膨脝，又谓之蜘蛛病。所感不同，止是腹大而急，余处皮肉如常，未辨何证，宜用木香流气饮，或五苓散。

此病多以积渐而致，或是病后脏气未复，邪气乘虚，切不可妄下。气急者，苏子降气汤；虚者，可用谷神嘉禾散，加熟附子半钱，佐以复元丹。

若腹内热急，大便或秘者，宜备急丸，或木香槟榔丸，或用大黄、厚朴、陈皮、枳实，通大便上策。

若因食伤而腹暴胀，见诸伤门伤食证。

中毒腹胀，权宜用解毒丸，或甘豆汤。

脚气附下血

风寒暑湿，足常履之，遂成脚气。诸邪气，不问久近干湿，及属何经，并可用除湿汤加木瓜、槟榔、白芷各半钱，或芎芷香苏散加赤芍药、萆薢各半钱，仍吞木瓜丸。此药宜常服。脚气发动，而两足痛不可忍者，五积散加全蝎三五个，入酒煎。

若鹤膝风，则于五积散中加松木、杉木二节。

脚气发动，必身痛发热，不可妄用伤寒等药。缘脚气类伤寒，若卒起脚弱，或小腹不仁，或举体转筋，或见食呕逆，或两颈赤肿，便当作脚气治。干者，于前二药中或更加萝卜子，炒研碎半钱；湿者，于前二药中加青橘皮十数片。

切记：脚气不可令下寒，亦不可妄用寒药，得温则消散。

脚气，跟注一孔，深半寸许，每下半日疼异常，此乃脚气注成漏。以人中白于火上煅，中有水出，滴入疮口。

脚气发热不退者，败毒散加木瓜一钱。或用败毒散、五积散各半帖和匀，名交加散，更加木瓜一钱。

若久履湿而得两脚或肿或疮，五苓散下。或和气饮加木瓜、萝卜子各半钱，大黄一钱。

脚气小便不通者，生料五苓散一帖、除湿汤一帖，加木瓜二钱重，分二服。若大小便俱不通，五苓散、复元通气散。

脚气喘急者，此系入腹，宜苏子降气汤，或沉香降气汤，仍佐以养正丹，或四磨饮。

脚气迫肺，令人喘嗽，宜小青龙汤，每服加入槟榔一钱重，煎服。

脚气畏食者，宜生料平胃散加木瓜一钱；呕逆恶心，八味平胃散加木瓜一钱。

脚气日久，脚胫枯细，或寒或热，或疼或痒，或一脚偏患软弱亸曳，状如偏风者，宜小续命汤加木瓜，或独活寄生汤、附子八味汤，吞活络丹、虎骨四斤丸之类。

脚气血虚，芎芷香苏散内加木瓜、羌活、赤芍药，如芎、芷之数。

脚转筋，用龙胶散。

脚心痛者，宜大圣散二钱，入木瓜末半钱，一作一钱，豆淋酒调，仍用川椒、香白芷、草乌煎汤洗。

孕妇脚肿，枳壳散。详见妇人门。

阴　癞　气

一核偏坠，或俱肿胀，或一核缩入小腹，痛不可忍，用手按捺，方得还旧，是为癞气。宜蟠葱散，吞下茱萸内消丸。若未愈，荜澄茄散，下大茴香丸。

若大小腑不通，宜木香丸半帖，以通润之，却以斑蝥十个，去足头翅，铧碎同炒，去蝥，出火毒，浓煎，灯心汤调五苓散，下五七十丸。或用灯心、葱，入水、酒内煎，去灯心、葱，调五苓散。若痛入腹，逆上攻心，至成呕逆，先用盐、酒下养正丹，次用生料五积散，加吴茱萸、茴香、桃仁、玄胡索各炒入半钱。

有因登高撷伤外核，以致肿疼，或小便出血，或小便不通，宜五苓散和复元通气散服。

有阴癞，大如斗，诸药不能效者，宜当归四逆汤加生姜、茱萸，戴复庵曾用之效。

手　气

手气，手肿痛，或在掌指连臂膊，并五痹汤、蠲痹汤。

小肠气

气因寒聚为疝，血因寒聚为瘕，即是疝气，今谓之横弦竖弦，绕脐走注，小腹疞痛，宜蟠葱散，吞下茱萸内消丸，或盐、酒调异攻散。

不问何证，皆可用生料五苓散，加炒茴香半钱或一钱。服药未效，大痛，攻刺不已，阴缩，手足厥冷，宜香附子，仍炒盐，乘热用绢裹，熨脐下。若大小腑不甚通者，五苓散加桂，下青木香丸。

初发，或头疼身热，或憎寒壮热，并宜参苏饮加木香。有逆上攻心，下不觉痛，而见心疼者，宜以生韭捣取自然汁，和五苓散为丸，茴香汤下。亦于心痹疼证中互言之。有肾气才动，心气亦发，上下俱疼者，宜异攻散，吞茱萸内消丸。或且专治下，下痛定，则上痛定矣。

有肾气逆上，痰涎壅塞迷闷，宜肾逆散，吞养正丹。

凡人忽患胸背、手足、颈项、腰胯痛不可忍，连筋骨牵引吊痛，坐卧不安，走易不定，俗医不晓，谓之走注，用风药及针灸，非也。又疑风毒结聚，欲成痈疽，妄以药帖，亦非也。或头痛不可举，或神意昏倦多睡，或饮食无味，痰唾稠粘，夜间喉中如锯声，多流涎唾，手足重坠，痹冷，脉不通，误认为瘫痪，亦非也。凡此，乃是痰饮顽涎，伏在心膈上下，变为此疾。

卷之四 诸血门

鼻衄

鼻通于脑，血上溢于脑，所以从鼻而出。凡鼻衄，并茅花汤调止衄散，时进折二泔，仍令其以麻油滴入鼻，或以萝卜汁滴入亦可。茅花、白芍药对半尤稳。

诸失血而发热甚者，难治，十仅可一二全者。

有头风才发，则自衄不止，宜芎附饮，间进一字散。

有因虚致衄，此为下虚上盛，不宜过用凉剂，宜养正丹及紫霞丹，仍佐以四物汤、芎归汤，磨沉香服。

伤湿而衄，肾著汤加川芎，名除湿汤。

伤胃致衄者，名为酒食衄；攧扑致衄者，名为折伤衄；外，喜怒忧思诸气皆能动血，以此致衄者，名五脏衄。

上膈极热而衄者，金沸草散去麻黄、半夏，加茅花如荆芥数；或用黄芩芍药汤加茅花一撮。虚极者，茯苓补心汤。

饮酒过多及食热物而衄，先用茅花汤。衄愈甚，则理中汤加干葛、川芎各半钱，或只川芎，不必干葛；或于理中汤去干姜，用干葛；或只依本方，并芎不必加；或只用干姜、甘草二味。

攧而衄不止，苏合香丸一丸；或以小乌沉汤一钱，白汤调下；或煎浓苏汤，独调小乌沉汤；或添入黑神散一钱，盐汤调下亦得。乃蓦然以水喷其面，使载惊则止。小乌沉浓苏汤调，非特攧而衄，而五窍出血皆治，不因攧而衄者亦治。诸窍血，皆可以水沃噀，惊则血止。

曾病衄愈后，血因旧路，一月或三四衄，又有洗面而衄，日以为常，此即水不通借路之意，并宜止衄散，茅花煎汤调下；或四物汤，加石菖蒲、阿胶、蒲黄各半钱，煎熟，调火煅石膏末一匙头许，兼进养正丹。前诸证，服不效，大衄不止者，养正丹多服，仍佐以苏子降气汤，使血随气下。

衄后头晕，四物汤，或芎归汤、十全大补汤。

伏暑而衄者，茅花汤调五苓散，伏暑吐血者亦治。有先因衄血，衄止而变生诸证，或寒热间作，或喘急无寐，病状不一，渐成劳惫，当于虚损诸证详之。后吐血同上治法。

舌　衄

舌衄，槐花为末掺之，或麦门冬煎汤，调妙香散。

肌　衄

血从毛孔而出，名曰肌衄，以男胎髮，烧灰罨之。

牙宣即齿衄

牙宣有二证，有风壅牙宣，有肾虚牙宣。风壅牙宣，消风散擦之，仍服；肾虚牙宣，以肾主骨，牙者骨之余，虚而上炎，故宣，服凉剂而愈。甚者，此属肾经下虚上盛，宜盐汤下安肾丸，间黑锡丹。仍用姜、盐炒香附黑色，为末，揩擦，其妙不可言也。

吐　　血

吐血者，血溢入浊道，留聚膈间，满则吐血，名曰内衄，宜苏子降气汤加人参、阿胶各半钱，下养正丹。湿溢血伤，能令吐血，肾著汤加川芎，名除湿汤。此乃湿毒郁于经络，血溢妄行，从鼻则衄，衄行清道，吐行浊道，流入胃脘，令人吐血。妄行于上，或吐、或咯、或嗽，用琥珀效者，固多有之。宜择末药中入此一味，或煎药去滓，可调服。

一应吐血、咯血，炒绿豆粉和小乌沉汤，白汤点服。吐血不止者，菜头捣汁呷之。咯血者，每日空心进一二呷，入侧柏一两，沙参一两，焙研末，入飞面二钱，调如稀糊啜服。

上膈壅热吐血，四物汤加荆芥、阿胶各半钱，更不止，于本方中加大黄、滑石各半钱；或降气汤，吞木香槟榔丸，从大便导之。此实热则可，虚劳则不可。

吐甚头晕，发为寒热者，降气汤加四物汤各半帖，加阿胶一钱。若单单发热者，茯苓补心汤。

胃伤吐血，宜理中汤加川芎、干葛俱各半钱，或只依理中本方，加川芎、扁豆尤好，不必干葛。若渴甚，用葛。

打损，恶血渗入胃中，以致吐血，宜先进苏合香丸，仍以黑神散和小乌沉汤，童便调治。夏月伏暑吐血，茅花汤调五苓散。有因劳力太过，吐血不止，苏子降气汤加人参半钱煎。

有时或吐血两口，随即无事，数日又发，经年累月不愈者，宜黑神散和小乌沉汤常服。吐血人多发渴，名为血渴，四物汤、十全大补汤，量胃气虚实用之。吐血后，血止而变生诸证者，见衄血证。

咯　血

咯血，不嗽而咯出血也。初得病，且宜白扁豆散，加入生地黄、藕节各半钱尤佳，及浓磨京墨，调黑神散、小乌沉汤各一钱。或新掘生地黄，净洗，生姜少许，捣汁去滓，温进。又有以生姜一片，四面蘸百草霜含咽，如百草霜已淡，吐出再蘸，如姜已无味，则吐出易之。嗽血亦治。

劳瘵吐、咯血，七珍散加阿胶、当归各半钱。恶甜人，更加百药煎半钱，仍调钟乳粉尤佳。一味钟乳粉，用糯米饮调。吐血、嗽血亦治。因饱屈身，伤肺吐血者，白及枇杷丸，或白及莲同鬚散。

嗽血附肺痈

热壅于肺，能嗽血；久嗽损肺，亦能嗽血。壅于肺者易治，不过凉之而已；损于肺者难治，已久成劳也。

热嗽有血者，宜金沸草散加阿胶半钱；劳嗽有血者，宜补肺汤加阿胶、白及各半钱；嗽血而气急者，补肺汤加阿胶、杏仁、桑白皮各半钱，吞养正丹，或灵砂丹，或三炒丹，间进百花膏；嗽血肺损，薏苡仁十两，杵碎，水三升，煎取一升，入酒少许，分二三次服；或以薏苡仁研细末，煮猪肺，白蘸食之。猪心一个，竹刀切开，勿令相杂，以沉香末一钱重，半夏七个，入在缝中，纸裹，蘸小便内令湿，煨熟取出，去半夏，只吃猪心，此方嗽血、吐血均治。热嗽咽疼，痰带血丝，或痰中多血，其色鲜者，并宜金沸草散。若服凉剂不愈，其色瘀者，此非热证，宜杏子汤。

肺痈为病，胸痛喘满，咯嗽脓血，腥臭异常，久则唾出如粥，或口燥咽干，皆由肺气不通，以致热血凝滞蓄结，宜千金内补散去官桂，和补肺汤半帖煎服。或金沸草散去麻黄加桔梗如数，或更加桑白皮、枇杷叶，仍用杏仁，去皮尖，生研成膏，入百药煎末，丸如弹子大，含化四和膏亦可。

小便血见大小腑门本证

痛者为血淋，不痛者为尿血。血淋别见后大小腑门淋闭证。尿血，先与生料五苓散和四物汤。若服药不效，其人素病于色者，此属虚证，宜五苓散和胶艾汤，吞鹿茸丸，或附子八味丸，或辰砂妙香散和五苓散，吞二项丸子。若小便自清，后有数点血者，五苓散加赤芍药一钱。亦有如砂石色红，却无石淋之痛，亦属虚证，宜五苓散和胶艾汤，或五苓散和辰砂妙香散，吞鹿茸丸、八味丸。玉茎肿痛，其证不一。有通身水气，癞茎俱肿者，此当求之诸气门水肿气证，以治水之法；肾风痒，抓搔过伤以致肿疼，此当求之疮毒门癞风证，癞风愈则肿自消。有妒精蚀疮，用干疮之药太紧，毒气未散，蕴结成肿；有服金石秘涩之剂，精气壅遏，不能宣扬，或试紧炉之方，取一时之快，不知热毒反着自身，俱能为肿；有血气凝滞阴癞之间，窍道闭塞，致使茎肿，近俗戏名吹大；或缘忍溺而得。下三证，并宜灯心汤调五苓散服饵以涤其内，荆芥、甘草、木通煎汤淋洗以宣其外。

五淋者，血、石、气、膏、劳是也。血淋，溺中有血。石淋，溺中有砂石之状，其溺于盆也有声，此即是精气结成砂石，与溺俱出。气淋，气郁所致，小腹有若膀胱气之状。膏淋，溺与精混，或沉在漩下如糊状，或浮在漩上如脂膏状。劳淋，病在多色，下元虚惫，清浊不分，肾气不行，郁结而为淋；或劳心过度，火不得其养，小肠为心之腑，脏病而腑与俱病；或心肾不交，肾之不温，津道闭塞；或出汗太过，或失血太多，津道欲枯竭，皆成劳淋。五者得名，而不及热与冷，何哉？盖五者，皆有冷有热。血有热血，有瘀血；气有热气，有冷气；劳有虚冷，有虚热。若与汤药过差，精不由其道，妄行不禁，与溺俱出，此乃热剂之伤，未可概以为冷也。

治淋之法，除的然虚冷之外，其余诸证，若用本题药不效，便宜施以调气之剂。盖津道之逆顺，皆一气之通塞为之也。如木香流气饮，却为的当，其中自有木通、麦门冬、腹皮辈，此如不效，但宜投以益血之方。盖小便者，血之余也，血苟充满，则滋胰下润，自然流通。如火府丹，却为的当，其中有地黄辈。然此非特言血淋、气淋，一应淋，皆可用，独不可用之虚冷耳。淋病，小便之色多是见赤，未可便以赤为热，气道蕴结，故如此尔。

便血不止者，用松杨柿一个，烧存性，研末，米饮调下，即愈。

破伤血见疮毒攧扑证

大便血见大小腑门本证

疮毒血见疮门本证

卷之五 诸痛门

头　痛

诸头痛，有因气、因痰、因虚及外感四气，或酒食所伤，或作劳失力，以致头痛。不问何证，疑似之际，并可与如圣饼子、乌芎汤。外有臭毒头痛，一味吃炒香附愈。荆公解痛字义云：宜通而塞则为痛。

有偏正夹脑风，服川乌、附子不愈，用莲子、草乌而愈者，此乃以毒攻毒之意，不可不知。

有上焦热，头痛，宜败毒散去柴胡，加甘菊花如其数。有头风晕眩，不可谓其无痛而不以为风，切宜详审，未宜遽作虚治。若投补剂愈甚，别又无疾所失血等患，又非诸般病后卒然得此，是风晕分晓，宜小续命汤，加全蝎三四个。

有头风发动，顶后两向筋紧吊起作痛者，看其人夹寒夹虚，宜大三五七散。

头风用热药者多，间有夹热而不胜热剂者，宜消风散、通关散、茶调散清上之类。偏正头风作痛，痛连于脑，常如牵引之状，发则目不可开，眩晕不能抬举，宜芎辛汤，每服加全蝎五个，间进太阳丹及如圣饼子，或用大茶调散、八生散、追风散、大三五七散。觉上膈有热，大茶调散，并一字散。

痰作头痛，其人呕吐。痰多者，宜芎星汤，或芎辛汤去茶芽，导痰汤加芎半钱，八生散亦可用。有病此发作无时，俗名痰饮头风，气不顺，停痰上攻头痛，顺气为上，二陈汤、导痰汤，并有加料法。

头痛夹热，项生磊块作痛，宜都梁丸。

有烂头风，痒而痛者，于服头风药外，用乌醋磨铁锈涂。生姜汁亦可揩擦。

怒气伤肝，及肺气不顺，上冲于脑，令人头痛，宜沉香降气汤，并苏子降气汤，下养正丹，或用芎附饮。

因虚头痛，此为肾厥头痛，宜用正元散，或大三五七散，入盐煎服，或于正元散入炒椒十五粒，下来复丹，间进黑锡丹。有服诸药不效，其痛愈甚，宜茸砵丹。所以用茸者，已于虚损门眩晕证详论之。

感风、寒、暑、湿四气及伤食头痛，见诸伤门。

中酒头痛，见诸伤门酒食证。

作劳失力头痛，见本门身体痛证。颈痛，因头痛牵引致痛者，当于头痛诸证中求药。若别无处，独在颈者，非是风邪，即是气挫，亦有落枕而成痛者，并宜和气饮，食后服。

眼眶骨痛附眉梁痛

痛有二证。眼属肝，有肝虚而痛，才见光明，则眶骨痛甚，宜生熟地黄丸。又有肝经停饮一证，发则眉棱骨痛，眼不可开，昼静夜剧，宜导痰饮，或芎辛汤去茶芽，或二陈汤，吞青州白丸子，并于痰饮门选药。

牙　痛

牙痛，有风毒、热壅、龋蛀、肾虚，未辨何证，俱用消风散揩抹。诸证俱宜香附炒黑三分，炒盐一分，研匀，揩用如常。

风毒牙疼，用皂角寸节，实之以盐，火煨熟，汤泡，通口漱，吐下涎沫。风毒及热壅上攻，牙龈痛，或齿缝有红肉努出，宜消风散，食后临卧入茶点，仍入荆芥、防风、白芷、蜂房之属，煎冷，频频漱口。

有牙虫已出，其孔穴空虚而痛者，此乃不可不知，宜用乳香少许，火炙令软，以实之。

若热壅甚，牙肿连颊，疼不可忍，宜金沸草散去麻黄，加薄荷如其数。

肾虚牙浮而痛甚，则憎寒壮热全具，如欲脱之状，宜安肾丸，间进黑锡丹。

蛀痛，用巴豆一粒烂研，搓乳香细末丸之，塞蛀孔中。

咽喉痛附上壅

伤寒咽喉痛，有阴阳二证，已于诸伤门伤寒证详言之，今只言诸杂病咽痛，宜甘桔汤。热毒上攻，或有疮，或无疮，服甘桔汤不效者，宜于甘桔汤加荆芥一钱半重，名如圣汤，或如圣汤中更加连翘一分，防风半分。或甘露饮。仍用碧云散，旋旋煎点。间用盐水吞养正丹，兼以薄荷煎，鸡苏丸含化。

有咽疼，服冷剂反甚者，宜用姜汁。详见嗽门热嗽证矣。

有内热，热刑于上焦，以致咽疼，宜用黄柏皮、黄连、大黄研末，水调，涂在心与患处，此出于叶氏方书。

热壅咽痛，或嗽中带血者，宜金沸草散，佐以辰砂化痰丸。咽喉痛，用诸冷药不效者，宜枳南汤。

喉痹作痛，肿满不能言，咽中生物，名喉风，宜甘桔汤。若热壅上焦，咽喉疼痛，而吞咽干物不若常时之润，睡觉口舌全无津液者，如圣汤加人参半钱，玄参七分。或佐以碧云散、鸡苏丸。有上证兼心头烦躁，辰砂五苓散。凡上壅，并宜缩砂壳，烧灰存性，研末，水调服之。

膈痛附心痓

多因积冷与痰气而成，宜五膈宽中散，或四七汤加木香、桂各半钱，或挝脾汤加丁香。膈痛而气上急者，宜苏子降气汤去前胡，加木香如数。

痰涎壅盛而痛者，宜小半夏茯苓汤加枳实一钱，间进半硫丸。

心痓，有痰饮所致，俗名饮痓；有胃口热，食易消，故痓，《素问》谓之食痓，亦类消中之状，俗名肚痓。痰气，宜小半夏茯苓汤加枳实一钱；胃中热，宜二陈汤加黄连一钱，或五苓散加桂与辰砂。

膈痛与心痛不同。心痛则在歧骨陷处，本非心痛，乃心支别络痛耳；膈痛则痛横满胸间，比之心痛为轻，痛之得名，俗为之称耳，诸方称为嘈杂、烦躁、忪悸，痰饮证也。五苓散利心、小肠之热，恐非其对，不若用四物汤、十全大补汤去桂，生血而益阴，此亦以水制火之义。亦有病瘥，呷姜汤数口，或进干姜剂而愈，此膈上停寒，中有服饮，见辛热则消。

臂痛

臂为风寒湿所搏，或饮液流入，或因提挈重物，皆致臂痛。有肿者，有不肿者。除饮证外，其余诸痛并宜五积散及乌药顺气散，或蠲痹汤。

外有血虚一证，血不荣于筋，或致臂痛，宜蠲痹汤、四物汤各半帖，和匀煎服。

乳妇以臂枕儿，伤于风寒，多有臂痛，亦宜于此选用。

若坐卧为风湿所搏，或睡后手在被外，为寒邪所袭，遂令臂痛，宜五积散及蠲痹汤、乌药顺气散。审知是湿，蠲痹汤，每服加苍术三匙、防己四分，或用五痹汤。

曾因挈重伤筋，以致臂痛，宜琥珀散、劫劳散，或和气饮，每服加白姜黄半钱。以姜黄能入臂故也。

饮流入臂 见诸嗽门停饮伏痰证

肩背痛

肩背痛，未辨何证，俱宜和气饮，每服加乌药半钱。

当肩背一片冷痛，背膂疼痛，古方用神保丸愈者，此有积气故也。

其人素有痰饮，流注肩背作痛，宜星香散或导痰汤，下五套丸。更于呕吐门停饮证选药。

有肾气不循故道，气逆夹背而上，致肩背作痛，宜和气饮，每服加炒茴香半钱，炒川椒十粒。

有本体虚及病后心膈间痛，或牵引乳胁，或走注肩背，此乃元气上逆，当引使归元，不可复下疏刷之剂，愈刷愈痛。发汗太多人患此者众，惟宜温补，拘于气无补法之说，误矣。经云：汗者，心之液。又曰：阳受气于胸中。汗过多则心液耗，阳气不足，故致疼也。

心 脾 痛

有近方得病者，有病得之已久时发动者，不问诸证，并宜异功散、香灵汤，仍佐以挝脾汤。

若积冷而痛者，宜手拈散，酒调下，于内加官桂等分，仍以挝脾汤、铁刷汤佐之，或用苏合香丸，姜汁和酒调开，热服。前后心痛亦可用。

若服温药不效者，痛愈甚，宜微利其大便，量虚实，先进神保丸，以利为度，继进加味七气汤。若因饮食冷物而痛者，宜调气散和挝脾汤。

若因蛔作痛，蛔攻啮心，痛有休止，其人吐蛔，或与之汤饮药饵，转入转吐。盖缘物入则蛔动，蛔动则令人恶心而吐，用川椒十数粒，煎汤，下乌梅丸。

有肾气逆上攻心，以致心痛，用生韭研汁，和五苓散为丸，空腹，茴香汤下。

胁痛

诸胁痛，各有所感。若只是冷气作楚，与攧扑闪挫，宜和气饮及乌药顺气散，或浓煎葱白汤下枳壳散。

左右胁有气块而痛者，此是积聚。见诸气门积聚证。

停饮胁痛，《本事方》面丸最佳。

曾有人胁痛连膈，进诸气药，并自大便导者，其痛殊甚，后用辛热补剂下黑锡丹方愈，此乃虚冷作痛，愈疏而愈虚耳。

胁痛，病在肝胆。伤寒胁痛属少阳经，合用小柴胡汤，痛甚而不大便者，于内加枳壳。若寻常胁痛，不系正伤寒时，身体带微热者，《本事方》中枳壳煮散，用枳壳、桔梗、细辛、芎、防风各四分，干葛钱半，甘草一钱。若只是胁痛，别无杂证，其痛在左，为肝经受邪，宜用川芎、枳壳、甘草；其痛在右，为肝经移病于肺，宜用片姜黄、枳壳、桂心、甘草。此二方出严氏《济生续集》，加减在人。又有肝胆经停痰伏饮，或一边胁痛，宜用严氏导痰汤；痰结成癖，间进半硫丸。盖枳壳乃治胁痛的剂，所以诸方中皆不可少。曾见潘子先说，有人胁痛，下青龙汤痛止，兼嗽得可。此其痛必在右胁故也。灼然知是寒气作痛，枳实理中汤为宜。戴复庵云：腹内诸般冷痛，一个枳实理中汤加减作无限用。

腰　　痛

腰者，肾之所附，皆属肾。有寒有湿，有风有虚，皆能作痛。有闪挫劳役而痛者，宜生料五积散，加炒桃仁五枚。

腰痛如锯刀所刺，大便黑，小便赤黄或黑，由血滞腰间，名沥血腰痛，桃仁酒，调黑神散。

若寒腰痛，见热则减，见寒则增，宜五积散，每服加吴茱萸半钱。

若湿腰痛，如坐水中。盖肾属水，久坐水湿处，或为雨露所着，湿流入肾经，以致腰痛，宜渗湿汤。不效，宜肾着汤。

若风伤肾而腰疼者，或左或右，痛无常处，牵引两足，宜五积散，每服加防风半钱，或加全蝎三个尤好。小续命汤、独活寄生汤皆可选用，仍吞三仙丹。杜仲姜汁炒，研末，每一钱，温酒调，空心服，名杜仲酒，治肾虚腰疼，兼治风冷为患。

妇人血过多，及素患血虚致腰痛者，当益其血，见妇人门。

若肾虚腰痛，转侧不能，嗜卧疲弱者，大建中汤加川椒十粒，吞下腰肾丸及生料鹿茸丸之类。仍以茴香炒研末，破开猪腰子，作薄片，不令断，层层掺药末，水纸裹，煨熟，细嚼酒咽。

若因闪肭，或攧扑伤损而痛，宜黑神散和复元通气散，酒调下。不效，则恐有恶血停滞，宜先用酒调下苏合香丸，仍以五积散，每服加大黄半钱、苏木半钱，当归倍原数。若因劳役负重而痛，宜用和气饮，或普贤正气散。

腹　　痛

腹痛之病，所感不一。或因寒热，或因暑湿，或因饮食饥饱，不问何证，皆可用藿香正气散加木香半钱，或正气散调化苏合香丸。

若腹痛欲得热手按，及喜热食者，此是积冷作痛，当用理中汤，或治中汤、小建中汤等药。若冷痛用温药不效，痛愈甚，大便不甚通，当微利之，用藿香正气散，每服加官桂、木香、枳壳各半钱，吞下来复丹，或用苏感丸。不利，则量虚实，用神保丸。

有全不喜食，其人本体素怯弱，而又加以腹冷疼者，养胃汤，以白术代苍术，仍加桂、茱萸各半钱，木香三分。应腹冷痛，或心脾疼者，生姜均治之。

卷之六 诸嗽门

嗽证

古人云：脏腑皆有咳嗽。咳嗽属肺，何为脏腑亦皆有之？盖咳嗽为病，有自外而入者，有自内而发者。风寒暑湿，外也；七情饥饱，内也。风寒暑湿，先自皮毛而入，皮毛者，肺之合，故虽外邪欲传脏腑，亦必先从其合而为嗽，此自外而入者也；七情饥饱，内有所伤，则邪气上逆，肺为气出入之道，故五脏之邪，上蒸于肺而为嗽，此自内而发者也。然风寒暑湿有不为嗽者，盖所感者重，径伤脏腑，不留于皮毛；七情亦有不为嗽者，盖病尚浅，只在本脏，未即上攻。所以伤寒以有嗽为轻，而七情饥饱之嗽，久而后见。凡诸嗽，未审内外所感，并宜二陈汤加杏仁、五味、人参各半钱重。饮水一二口而暂止者，热嗽也；呷热汤而暂停者，冷嗽也。治热嗽，以小柴胡汤加五味；冷嗽，理中汤加五味。皆已试之验，此出《医余》。

诸嗽皆可佐以应梦观音散。而加喘者，以此于食前吞下养正丹。

壅嗽声重，痰稠，或咳有血，以薄荷、生胡麻各一撮，细嚼，煎苏子降气汤送下。

感风而嗽者，恶风有汗，或身体发热，或鼻流清涕，桂枝汤加人参、杏仁、五味各半钱。

风嗽多汗，体虚而又不胜热药者，橘苏散。

感寒而嗽者，恶风无汗，或身体发热，或鼻流清涕，宜杏子汤。

若风寒俱感而嗽者，或恶风无汗，或恶风有汗，头痛身疼，塞鼻薰眼，涕痰稠粘者，小青龙汤。以上三药，伤寒太阳经有嗽者皆可用。

感暑而嗽者，自汗烦渴，或带寒面垢，六和汤加五味子一钱。

感湿而嗽者，身体痛重，或汗，或小便不利，此多乘热入水，或冒雨露，或浴后不解湿衣致此，宜白术汤。

热嗽，咽喉干痛，鼻出热气，其痰嗽而难出，色黄且浓，或带血缕，或带血腥臭，或坚如蛎肉，不若风寒之嗽，痰清而白。宜金沸草散，仍以辰砂化痰丸，或薄荷煎，八风丹含化。热嗽，于金沸草散中加五味、杏仁、茯苓，足成十品，入枣子一个同煎，功效尤胜，名旋覆汤。

有热嗽诸药不效，竹叶石膏汤去竹叶，入粳米，少加知母，多加五味、杏仁。此必审是伏热在上焦心肺间者可用。

有热嗽失声，咽痛，多进冷剂而声愈不出者，宜以生姜汁调消风散，少少进之，或只一味姜汁亦得。冷热嗽后失声者尤宜。嗽而失声者，非独热嗽有之，宜审其证用药，佐以橄榄丸含化，仍浓煎独味枇杷叶散，热服。

冷热嗽，因增减衣裳，寒热俱感，遇乍寒亦嗽，乍热亦嗽，饮热亦嗽，饮冷亦嗽，宜金沸草散、消风散各一帖和煎，或应梦人参散，或款冬花散、二母散，仍以辰砂化痰丸、八风丹或四和丸含化。七情饥饱嗽，无非伤动脏腑正气，致邪上逆，结成痰涎，肺道不理，宜顺气为先，四七汤半帖，加桑白皮、杏仁、五味子、人参、阿胶各半钱。

有嗽吐，痰与食俱出者，此盖饮食失节，致肝气不利，而肺又有客邪。肝浊道、肺清道，清浊相干，宜二陈汤加木香、杏仁、细辛、枳壳各半钱。

有饮冷热酒，或饮冷水，伤肺致嗽，俗谓之凑肺，宜紫菀饮。劳嗽，有久嗽成劳者，有因病劳久嗽者，其证寒热往来，或独热无寒，咽干嗌痛，精神疲极，所嗽之痰或浓，或时有血，腥臭异常，语声不出者，补肺汤半帖，加杏仁、贝母、款冬花、阿胶、百合各半钱，煎去渣，调钟乳粉。咽痛者，更加桔梗半钱；热甚者，更加秦艽半钱；呕者，去地黄，加半夏如其数；气急者，加灵砂丹或三炒丹。

经年累月久嗽不已，服药不瘥，余无他证，却与劳嗽不同，宜三拗汤，仍佐以青金丹。

脾胃如常，饮食不妨者，加味人参清肺汤、参粟汤。

有暴嗽，服药不效者，或教之进生料鹿茸丸、大菟丝子丸方愈，此乃肾虚所致，有本有标，却不可以暴嗽而疑遽补之非。然所以易愈者，亦觉之早故也。

嗽而有血，见诸血门嗽血证。

时行嗽，发热恶寒，头痛鼻塞，气急，状如伤冷热，连咳不已，初得病即伏枕，一两日即轻。记壬午秋，满城有此病。继时甲午年夏秋之交，此病又自南而北，得免者少，并呼为虾蟆瘟，用参苏饮加细辛半钱。

哮　　喘

喘气之病，哮吼如水鸡之声，牵引胸背，气不得息，坐卧不安，此谓嗽而气喘。或宿有此根，如遇寒暄则发，一时暴感，并于前嗽药中加桑白皮，则续加仍吞养正丹，间进青金丹。风寒喘嗽，宜九宝汤。若干喘不嗽，不分久远近发，宜苏子降气汤或神秘汤，吞养正丹。重则四磨饮或六磨饮，吞灵砂丹，或应梦观音散，吞养正丹尤宜。

喘而服药不效者，利导之，宜神保丸，大便已溏者，不可用。

不嗽而气自急，有二证，须用分别。有外邪迫肺而气急者，病初得，气不急，必兼外证，此谓之喘。若用耗气除邪之药，则元气愈脱，而气愈上奔矣，宜于虚损门气急痰证求之。气急而膈间更有刺痛处，宜分气饮。治嗽与喘，用五味为多，但五味有南有北，生津止渴，润肺益肾，治劳嗽者，宜用北五味；若风邪在肺，宜用南五味。不若二者兼用。

呕吐附恶心

呕与吐之辨，已于伤寒论之，然证亦不一，有寒呕、有热呕、气呕、痰呕、吐食呕、吐血、吐蛔、恶心、干呕。除热呕、吐血外，近世呕、吐二字皆通用，然却无甚利害，理亦自不妨，并小半夏茯苓汤，或二陈汤，或理中汤，多加生姜煎。生姜，呕家之圣药。大痛，色如青菜叶者死。

寒呕，中脘停寒，饮食喜辛热物，入口即吐出，宜二陈汤加丁香十粒，或理中汤加枳实半钱。不效，则温中汤，甚则附子理中汤，或丁附汤，并须冷服。盖冷遇冷则相入，庶不吐出。

有痰饮，粥药到口即吐，人皆谓其翻胃，非也，此乃痰气结在咽膈之间，宜先以姜苏汤下灵砂丹，俟药可进，则以顺气之药继之。

外有吐泻及痢疾，或腹冷痛，进热剂太骤，以致呕逆，宜二陈汤加砂仁、白豆蔻各半钱，甚则入沉香少许。

寒、热、气、食、痰、血六呕外，有漏气、走哺。漏气者，上焦热，食必先吐而后下，汗出身背皆热；走哺者，下焦热，气逆不续，大小便不通，呕吐不禁。

热呕，见诸伤门伤寒呕吐证。凡进热药愈增者，当于寒呕中求。热呕，宜二陈汤加黄连一钱。

气呕，胸满膈胀，关格不通，不食常饱，食则常气逆而吐，此因盛怒中饮食而然，宜二陈汤加枳实、木香各半钱，或吴茱萸汤。不效，则丁沉透膈汤及五膈宽中汤。

食呕，多因七情而得，有外感邪气并饮食不节而生，大概治以理中为先，二陈汤加枳实一钱，或加南星七分，沉香、木香各四分亦好，或只服枳南汤，或导痰汤。

又有中脘伏痰，遇冷即发，俗谓之冷痫。或服新法半夏汤，或挝脾汤。外有热痰而呕者，宜小半夏茯苓汤加竹茹如钱大。若呕痰而或致厥者，乃寒痰逆闷，谓之痰厥，宜姜附汤，以生附代熟附。

吐蛔，乃胃寒所生。经云：蛔者，长虫也。胃中冷则吐蛔，成蛔厥，宜理中汤中炒川椒五粒、槟榔半钱，吞乌梅丸。

恶心干呕，欲吐不吐，心下映漾，人如畏船，宜大半夏汤，或小半夏茯苓汤，或理中汤、治中汤，皆可用。

呕吐，诸药不效，当借镇重之药，以坠其逆气，宜姜苏汤下灵砂丹，须百粒作一服。俟药得效，欲以养正丹、半硫丸导之。呕吐，津液既去，其口必渴，不可因渴而遽以为热。

又有呕吐，诸药不效，又别无前项痰气等证，乃蛔在胸膈作呕，见药则动，动则不纳药，药出而蛔不出，虽非吐蛔之比，亦宜用吐蛔药，或于治呕药中入炒川椒十粒，蛔见椒则头伏，故也。

曾有患人用附子理中汤、四逆汤加丁香，到口即吐，后去干姜，只参、附加丁、木二香煎熟，更磨入沉香，药立吐定。盖虚寒痰气凝结，丁、附既温，佐以沉、木香则通，干姜、白术则泥耳。

吐血见诸血门

停饮伏痰

饮凡有六，悬、溢、支、痰、留、伏。痰饮，特六饮之一耳，人病此而止曰痰饮者，盖停既久，未有不为痰。多因气道闭塞，津液不通，譬如沟渠壅遏，积淹停滞，则倒流逆上，瘀浊臭秽，无所不有，若不疏决沟渠，而欲澄治已壅之水而使之清，无是理也。

凡为喘、为咳、为呕、为泄、为眩、为晕、心嘈、怔忡、惊悸、为寒热、痛肿、为痞膈、为壅闭，或胸胁间辘辘有声，或背心一片常如水冷，皆痰饮所致。此即如水之壅，有瘀浊臭秽。故善治痰者，不治痰而治气，气顺则一身之津液亦随气而顺矣。并宜苏子降气汤、导痰汤各半帖，和煎；或小半夏茯苓汤，加枳实、木香各半钱，吞五套丸。或以五套丸料，依分两作饮子煎服，尤好。平居皆无他事，只有痰数口，或清或坚，宜二陈汤、小半夏茯苓汤，痰多，间进青州白丸子和来复丹服，名来白丸，如和以八神来复丹，即名青神丸，此非特治痰饮，尤甚疗喘嗽、呕吐逆、翻胃。若服药未效者，二生汤加木香半钱。若顽涎随气逆上，不为药解，当自下部利之，宜五膈宽中散加半夏半钱，吞破饮丸，仍佐以半硫丸。恐大便复秘，饮利不尽，半硫丸当常服。若大便先不因药自利，及老人虚人，当利其小便，宜小半夏茯苓汤，改用赤苓而倍之，或导痰汤加猪苓半钱。

痰饮晕眩，及成饮厥者，宜别加木香二生汤，吞青州白丸子和灵砂丹，名青令丹。或吞养正丹、半硫丸。

痰饮流入四肢，令人肩背酸疼，两手软痹，医误以为风，则非，其治宜导痰汤加木香、姜黄各半钱。

病痰饮而变生诸证，不当为诸证牵掣，妄言作名，且以治饮为先，饮消则诸证自愈。有卒然昏闷，口眼㖞斜，似中而实非中，四肢战曳，身如浮云，似虚而实非虚，皆痰饮所为也。又有肾虚寒，不能摄水，致邪水溢上，故作痰饮，宜八味丸。

翻　胃

翻胃之病，所以重于呕吐者，呕吐食入即吐，翻胃则或一日半日，食复翻上，不化如故。腹中非不欲食，不肯留，胃气不温，不能消食，食既不消，不为糟粕而入大肠，必随气逆上，从口而出。故翻胃人，胸膈多为冷气所痞，二陈汤加丁香十粒，枳壳半钱；或治中汤加枳壳、砂仁各半钱，半夏一钱，入米与生姜同煎。

若胃寒甚，服药而翻者，宜附子粳米汤加丁香十粒，砂仁半钱。大便秘者，更加枳壳半钱。

若胸膈痞甚而翻，宜谷神嘉禾散、生附一钱，或丁沉透膈汤、五膈宽中散，加生附一钱，仍以来复丹升降其阴阳，通其隧道。半硫丸亦可通之。隧道久不通，名结肠翻胃，半硫丸尤宜。百药无效，势危笃者，宜桂香青金散以坠之。一法用胡椒一味，醋浸之，晒干，醋浸不计遍数，愈多愈好，碾末，醋糊为丸，淡醋汤下十丸，加至三四十丸。

不喜食

脾运食而传于肺，脾气不足，故不喜食，宜启脾丸、煮朴丸。若脾虚而不进食者，当实脾，宜鹿茸橘皮煎丸。若脾冷甚而不进食者，理中汤，未效，附子理中汤加砂仁半钱，或丁香煮散。心肾虚，致脾气不足以运者，鹿茸橘皮煎丸。脾上交于心，下交于肾者也。

噫气吞酸

吞酸者，宿食所为，故曰中脘有饮则嘈，有宿食则酸。噫气吞酸，嗳宿腐气，逆咽酸水，亦有每晨吐清酸水数口，日间无事者；亦有膈间常如酸折。皆饮食伤兼中脘所致。生料平胃散加神曲、麦蘖各半钱，或八味平胃散。

咳逆

胃实即噫，胃虚即哕。逆者，胃中虚，膈上热也。咳逆为病，古谓之哕，近谓之呃，乃胃寒所生，寒气自逆而呃上，此证最危。间有热呃，已见伤寒证。其有他病发呃者，皆属寒，宜用半夏一两，生姜两半，水一碗，煎半碗热服；或用丁香十粒，柿蒂十个，切碎，白水盏半煎；或理中汤加枳壳、茯苓各半钱，半夏一钱，不效，更加丁香十粒。

亦有无病偶然致呃，此缘气逆而生，重者或经一二日，宜小半夏茯苓汤加枳实半夏汤；或用煎汤，泡萝卜子，研取汁，调木香调气散，乘热服，逆气用之最佳。

若胃中寒甚，呃逆不已，或复加以呕吐，轻剂不能取效，宜丁香煮散，及以附子粳米汤，增炒川椒、丁香，每服各二十三粒。

卷之七 寒热门

疟寒热

疟证不一，其名亦殊。初得之，病势正炽，一二发间，未宜遽截。不问寒热多少，且用清脾饮、草果饮；或二陈汤加草果半钱；或生料平胃散加草果半钱、前胡半钱。亦有非疟非劳等疾而自成寒热，乃是痰饮为之，不可不审，去痰行饮则愈。

初发之际，风寒在表，虽寒热过后，而身体常自疼，常自畏风，宜草果饮，或养胃汤，每服加川芎、草果各半钱。热少者，进取微汗。寒多者，宜快脾汤，或养胃汤，每服加草果半钱；服药后寒仍多者，养胃汤，每服加熟附、官桂各半钱；独寒者尤宜，不效，则七枣汤。热多者，宜驱疟饮，或参苏饮，每服加草果半钱；大热不除，宜小柴胡汤；渴甚，则佐以五苓散，入辰砂少许；独热无寒，宜小柴胡汤；热虽剧不甚渴者，于本方加桂四分；热多而脾气怯者，柴朴汤；寒热俱等者，常服宜如上项二陈汤、平胃散加料之法。发日，进柴胡桂姜汤，候可截则截之。有独热用清脾饮效者。内烦，增参作一钱重，然恐非特可治独热也。

食疟，乃是饮食伤脾得之。或疟已成而犹不忌口，或寒热正作时吃食。其人噫气吞酸，胸膈不利，宜生料平胃散，每服加草果半钱、砂仁半钱，仍佐以红丸子、七香散。

暑疟，其人面垢口渴，虽热已退，后无事之时，亦常有汗，宜养胃汤一帖、香薷饮一帖，和匀作二服。渴甚，汗出多者，加味香薷饮，间进辰砂五苓散。不问未发，其人呕吐，痰食俱出，宜多进二陈汤，每服草果加之半钱。又恐伏暑蕴结为痰，宜消暑丸，更于暑疟中求之。有四五发已后，应诸证，并可截疟丹，未愈再进。

久疟，经年累月，名曰疟母，又名劳疟，不宜十分攻之。所谓久疟不治者是也。进四兽饮，间山甲丸。疟愈后调理，宜生料平胃散，每服加人参、茯苓各半钱，或用四君子汤加陈皮一钱半，即异功散。

外有伤寒往来寒热如疟，劳病往来寒热亦如疟，谓之如疟，非真疟也。然伤寒寒热如疟，初必恶风寒，发热，头痛体疼，自太阳经而来，劳病寒热如疟，初必五心发烦热，劳倦咳嗽，久乃成寒热，与正疟自不同，诸病皆有寒热，如失血痰饮、癥瘕积聚、小肠癞气、风寒暑湿、食伤发劳、劳瘵、疮毒、脚气，已各见本门，其余不能尽举。应有不如发疟之传为寒热者，须问其原有何病而生寒热，则随病施治。寒热发作有期者，疟也；无期者，诸病也。

近世因寒热发作，见其指甲青黑，遂名曰沙，或戛、或挑、或灌以油茶，且禁其服药。此病即是南方瘴气，生料平胃散加草果、槟榔，正宜所治，岂有病而无药哉？

独　寒

有寒而未即为热者，或寒一二日后方热；有寒而终于无热者，惟伤寒有此为多，他证亦或有之，当随证施治。

有虚常自畏寒，或觉冷在骨肉间，或冷从下起，经旬积月，宜以果附为君治之。

独　热

三消、诸失血后、蓐劳、久痢、诸虚后发热者，皆非美证。有当直攻其发者，有不当专治其热者，因他病而发为热者也，当随证用药，不可以一概之。其他诸证作热，当自治其本病，即于本证药中，加入退热药。

外有每遇夜身发微热，病人不觉，早起动作无事，饮食如常，既无别证可疑，只是血虚，阴不济阳，宜润补之，参苏饮二分，四物汤一分和匀，名茯苓补心汤。候热稍减，继以养荣汤、十全大补汤。

又有服金石辛热者，甘草乌豆汤下；火邪者，艾汤下；饮食者，干姜汤下；炙煿者，枳壳甘草汤下。

潮热附虚烦

潮热有二，有实而潮热者，有虚而潮热者。惟伤寒日晡发热，乃胃实，别无虚证。其余有潮热者，当审其虚实。若潮热大便坚涩，喜冷畏热，心下愊然睡卧不着，此皆气盛，所谓实而潮热者也，轻宜参苏饮，重则小柴胡汤；若潮热而气消乏，精神憔悴，饮食减少，日渐尫羸，虽病暂去，而五心常有余热，此属虚证，宜茯苓补心汤、十全大补汤、养荣汤之类。病后欠调理者，八珍散主之。

有潮热似虚，胸膈痞塞，背心疼痛，服补药不效者，此乃饮证随气而潮，故热随饮而亦潮，宜于伤饮中寻药。

诸汗下并霍乱吐泻后，应有渗泄，而津液去多，五内枯燥者，皆能虚烦，以阴血不足以济阳，阳气偏胜，故虚热而烦，宜参苏饮，去苏倍参，加麦门冬半钱。烦而渴者，独味人参汤；加以小便不利者，春泽汤；加以心经热而躁者，辰砂五苓散；烦而呕，不喜食者，橘皮汤；烦而睡不宁者，温胆汤；大烦身热甚者，竹叶石膏汤；血虚生烦，见前诸证者，茯苓补心汤。外有一得病时节即恶寒，身不疼，头不痛，但烦热者，亦名虚烦，内外俱不可攻之，必遂损竭，宜参苏饮去苏倍参，或更加石膏半钱。不愈者，竹叶石膏汤。兼有上项证候者，于前药选用。其人虚甚，不宜专用凉剂者，茯苓补心汤。

卷之八 大小腑门

小便多

小便多者，乃下元虚冷，肾不摄水，以致渗泄，宜菟丝子丸、八味丸、玄菟丹、生料鹿茸丸。

有人每日从早至午前，定尿四次。一日之间，又自无事，此肾虚所致，亦犹脾肾泄，早泄而晚愈，次日又复然者也。

若小便常急，遍数虽多，而所出常少，放了复急，不涩痛，却非淋证。亦有小便毕，少顷忽再出些小者，多因自忍尿，或忍尿行房事而然，宜生料五苓散减泽泻之半，加阿胶一钱，吞八味丸，此丸须用五味子者。

睡着遗尿者，此亦下元冷，小便无禁而然，宜大菟丝子丸，猪胞炙碎煎汤下。凡遗尿皆属虚。古书云：实则失气，虚则遗尿。

有盛喜致小便多，日夜无度，乃喜极伤心，心与小肠为表里，宜分清饮、四七汤各半帖和煎，仍以辰砂妙香散，吞小菟丝子丸或玄菟丹。

淋闭

古名曰癃，癃者，罢也。不通为癃，不约为遗。小便滴沥涩痛者，谓之淋；小便急满不通者，谓之闭。宜五苓散，灯心汤调服。暑月多有此患，止宜本药。闭而不通，脐下胀为癃起，以灯心汤、五苓散。或洗慈汤调独味琥珀末，仍令其以盐填脐下，更滴之以水。

若服凉药不效，审是冷秘，宜炒盐熨其小腹，或洗慈汤薰洗。有腹急而小便若不通，用剂愈甚，宜以盐实脐中，就盐上灼艾十来壮。

有淋病，下诸通便剂愈。不通，用木香流气饮，或别用通气香剂才愈者，此乃气淋，出于冷热淋之外。

有似淋非淋，小便色如米泔，或便中有如鼻涕之状，此乃精尿俱出，精塞窍道，故便欲出不能而痛，宜大菟丝子丸、鹿茸丸之类。然此即膏淋，谓其非淋，亦不可。

血淋一证，须看血色分冷热。色鲜者，心、小肠实热；色瘀者，肾、膀胱虚冷。若的是冷淋，及下元虚冷，血色瘀者，并宜汉椒根，锉碎，不拘多少，白水煎，候冷进。

小便涩痛，常急欲溺，及去点滴，茎中痛不可忍者，此五淋病，生料五苓散加阿胶七分；或五苓散加车前子末少许；或五苓散和益元散等分；或五苓散，并可吞火府丹，佐以导赤散。

若热极成淋，服药不效者，宜减桂五苓散，加木通、滑石、灯心、瞿麦各少许，仍令其研麦门冬草、连根车前草、白龙草，蜜水调下。

若淋涩有血者，宜加五苓散，或生料五苓散和五淋饮，或导赤散，仍研地锦草，水解服。进冷剂愈甚者，此是冷淋，宜地髓汤，下附子八味丸。有因服五苓散等药不效者，用生料鹿茸丸却愈，此症病于下元虚冷之故。

有小便艰涩如淋，不痛而痒者，此亦属虚，宜八味丸、生料鹿茸丸之类。若因思虑用心过度致淋，辰砂炒香散，吞威喜丸，或妙香散和五苓散。

汗多而小便赤涩，暑月多有此证。盛暑所饮既多，小便反涩少而赤，缘上停为饮，外发于汗，津道不通，小肠涩闭，则水不运下，五苓散，一名导逆，内有术、桂收汗，猪苓、泽泻、茯苓分水道，收其在外者使之内，又从而利导焉。发者敛之，壅者通之，义取于此。然有虚劳汗多，而小便赤涩者，却是五内枯燥，滋腴既去，不能生津，故溺涩而赤。不宜过用通小便之剂竭其肾水，惟当温养润肺，十全大补汤、养荣汤之类，自足选用。汗者，心液，心主血，养血则心得所养，汗止津生，不待通而溺自清矣。诸失精血及患痈毒人，忽有小便赤涩之证，此亦是枯竭不润之故。

尿血见诸血门本证

或有气闭而小便不通，至脐下气瘕结痛，以五香散，间服独味琥珀末，以灯心汤下，甚效。女人多有此证。

白浊

有白浊人，服玄菟丹不愈，服附子八味丸即愈者，不可不知。

有小便如常，停久才方淀浊；有小便出即如泔。若小儿泔病者，并宜分清饮，加白茯苓半钱。

如服药未效，宜四七汤，吞青州白丸子；及辰砂妙香散，吞玄菟丹；及小菟丝子丸、山药丸。如白浊甚，下淀如泥，或稠粘如胶，频逆而涩痛异常，此非是热淋，此是精浊室塞窍道而结，宜五苓妙香散，吞八味丸、小菟丝子丸。精者，血之所化，有浊去太多，精化不及，赤未变白，故成赤浊，此虚之甚也，何以知之？有人天癸未至，强力好色，所泄半精半血。

若溺不赤，无他热证，纵虽赤浊，不可以赤为热，只宜以治白浊施之。

若溺赤，下浊亦赤，口渴，时发热者，辰砂妙香散，吞灵砂丹，或清心莲子饮。发热不退，口燥舌干之甚者，此乃精亏内燥，肾枯不润，四物汤，吞玄菟丹，和八味丸久服，乃效。

遗精附遗沥　梦遗

遗精，得之有四：有用心过度，心不摄肾，以致失精者；有因思色欲不遂，精失位，输泻而出者；有色欲太过，滑泄不禁者；有年壮气盛，久无色欲，精气满泄者。然其状不一，或小便后去多不可禁者，或不小便而自出，或茎中出而痒痛，常如欲小便者，并宜先用辰砂妙香散，吞玉华白丹，佐以威喜丸。或分清饮，别以绵裹龙骨同煎；或分清饮半帖，加五倍、牡蛎粉、白茯苓、五味子各半钱。

失精梦泄，亦有经络热而得者，若以虚冷，用热剂则精愈失，《本事方》清心丸，用黄皮脑子者，最良。然亦必恍惚膈热，乃验其热证也。以此见赤浊，亦有自热而得，亦可用此。

若是用心过度得之，宜远志丸，用交感汤加莲子肉、五味子，吞下，仍佐以灵砂丹。

若审是思色欲不遂得之，宜以四七汤，吞白丸子。甚者耳闻目见，其精即出，名曰白淫，妙香散，吞玉华白丹。

若审是色欲过度，下元虚惫，泄滑无禁，宜正元饮加牡蛎粉、肉苁蓉各半钱，吞养气丹，或灵砂丹，仍佐以鹿茸丸、山药丸、大菟丝子丸、固阳丸之类。

审是壮盛满溢者，《本事方》清心丸，仍服黄芪六一汤。便虽非对，缘精髓满溢，姑以白燥之。

遗沥，比之遗精稍少，小便有数点稠粘，茎头微痛，或小便已停片时，方有一二滴沾裈。其病不出前所因，宜审用前药。

梦遗，俗谓之夜梦鬼交，宜温胆汤去竹茹，加人参、远志、莲肉、酸枣仁、炒茯神各半钱，吞玉华白丹、固阳丸。梦遗亦备前四证，宜审其所感，用前药。

治小便注杆甘疮，用脑子二钱半，鹰爪黄连一钱半，炉甘石一钱，葱头七个，陈荷叶一片，花椒一撮，先以葱头、荷叶、花椒煎汤二碗，待温时留瓶内浸洗，小便干净。将前炉甘石用火煅红，于煎至黄连水内，浸湿，又烧又浸，烧烊为度，安于冷地上，以碗盖之，候冷，研末，入脑子和匀。将前汤洗净，用药末之妙，不过二三度即愈。

三　消

三消得之气之实、血之虚也。久久不治，气尽虚则无能为力矣。有一僧专用黄芪饮加减，其论盖以益血为主。三消，小便去多。上消消心，心火炎上，大渴而小便多；中消消脾，脾气热燥，饮食倍常，皆消为小便；下消消肾，肾衰不能摄水，故小便虽多而渴。然小便既多，津液必竭，久而未有不渴者，谓之全不渴，未有的论。诸消不宜用燥烈峻补之剂，惟当滋养。除消脾外，心、肾二消，宜用黄芪饮，吞八味丸，或玄菟丹，或小菟丝子丸，又竹龙散，皆可。又用六神饮亦治肾消。惟脾消则加当归，去黄芪。三消小便既多，大便必秘，宜常服四物汤润其大肠，如加人参、木瓜、花粉在内。仍煮四皓粥食之，糯米、折二泔亦可冷进。

三消久而小便不臭，反作甜气，在溺桶中滚涌，其病为重。更有浮在溺面如猪脂，溅在桶边如柏烛泪，此精不禁，真元竭矣。

上消、中消，心脾既如此热，小便涩少而反无禁，盖燥热在上，虚冷在下，阴阳不交，所以成消渴。

三消久之，精血既亏，或目无见，或手足偏废，如风疾非风。然此证消肾得之为多。消心之病，往往因欲饮食过多，及食啖辛热，引饮既多，小便亦多，当抑心火使之下降，自然不渴。宜半夏泻心汤去干姜，加栝蒌、干葛如其数，吞猪肚丸，或酒连丸，仍佐独味黄连汤，多煎候冷，遇渴恣饮，久而自愈。或用糯米煮稀粥。然同颖汤、梅花汤二药，于三消有渴者皆可用。若因用心过度，致心火炎上，渴而消者，宜黄芪饮加莲肉、远志各半钱，吞玄菟丹，仍以大麦煎汤，间下灵砂丹。

消脾，缘脾经燥热，食物易化，皆为小便，转食转饥。然脾消又自有三，曰消中，曰寒中，曰热中。宜用莲茗饮加生地黄、干葛各半钱，或乌金散，或止用莲茗饮。

若因色欲过度，水火不交，肾水下泄，心火自炎，以致渴浊，不宜备用凉心冷剂，宜坚肾水以济心火。当用黄芪饮加苁蓉、五味各半钱，吞八味丸，及小菟丝子丸、玄菟丹、鹿茸丸、加减安肾丸，皆可选用。或灵砂丹。

消肾为病，比诸为重，古方谓之强中，又谓之内消。多因恣意色欲，或饵金石，肾气既衰，石气独在，精水无所养，故常发虚阳，不交精出，小便无度，唇口干焦，黄芪饮，吞玄菟丹，八味丸、鹿茸丸、加减肾气丸、小菟丝子丸、灵砂丹皆可选用。或未效，黄芪饮加苁蓉、北五味、山茱萸各四分，荠笼丸、苁蓉丸。

又有果木渴，因多食果子所致，宜麝香之类。

大便秘

有风秘、冷秘、气秘、热秘，又有老人津液干燥，是名虚证。妇人分产亡血，及发汗利小便，病后血气未复，皆能作秘，俱宜麻仁丸。

风秘之病，由风搏肺脏，传于大肠，故传化难。或其人素有风病者，亦多有秘。宜小续命汤去附子，倍芍药，入竹沥两蚬壳许。实者，吞脾约麻仁丸；虚者，吞养正丹。

冷秘，由冷气横于肠胃，凝阴固结，津液不通，胃道秘塞，其人肠内气攻，喜热恶寒，宜藿香正气散加官桂、枳壳各半钱，吞半硫丸。热药多秘，惟硫黄暖而通；冷药多泄，惟黄连肥肠而止泻。

气秘，则气不升降，谷气不行，其人多噫，宜苏子降气汤加枳壳，吞养正丹，或半硫丸、来复丹。未效，佐以木香槟榔丸，欲其速通，则枳壳生用。

热秘，面赤身热，肠胃胀闷，时欲得冷，或口舌生疮，此由大肠热结，宜四顺清凉饮，吞润肠丸，或木香槟榔丸。

有气作疼，大便秘结，用通剂而便愈不通，又有气秘，强欲通之，虽通复闭，或迫之使通，因而下血者，此惟当顺气，气顺便自通。顺气之法，又当求温暖之剂。曾有下巴豆等药不通，进丹、附却通，不可不知。

老人虚秘，及出汗、利小便过多，一切病后血气未复而秘者，宜苏子降气汤，倍加归，吞威灵仙丸，或肉黄饮、苁蓉顺肠丸尤宜。

如妇人下血而秘者，见妇人门。

伤寒阳明经热实而闭，见诸伤门伤寒证。

宿食留滞，结而不通，腹胀气急，胸中痞满，宜感应丸加巴豆。

凡诸秘服药不通，或兼他证不受药者，用蜜皂角兑。冷秘，生姜兑亦佳。

溏泄

冷泄不言而喻，热亦能泻者，盖冷泻譬之盐见火热则凝，冷则复消；热泻譬之水寒则结凝，热则复化为水。此外，证状不一，疑似之间，并宜先用分水丸一二服。惟伤食泻不可用。

寒泻，寒气在腹，攻刺作痛，洞下清水，腹内雷鸣。米饮不化者，理中汤或附子补中汤，吞大已寒丸，或附子桂香丸；畏食者，八味汤。

五虚者，死。脉细，脾寒，少气，前后泄痢，饮食不入。原是冷泻，因泻而烦躁，饮水转饮转泻者，参附汤。理中汤加茯苓、黄连，名连理汤，用之多有奇功。且如今当暑月，若的知暑泻，自合用暑药，的知冷泻，自合热药。中间有一等盛暑，又复内伤生冷，非连理汤不可。下泄无度，泄后却弹过响，肛门热，小便赤涩，心下烦渴，且又喜冷，此药为宜。若原是暑泻，经久下元虚甚，日夜频并，暑毒之势已然，而泻不已，复用暑药，则决不能取效，便用姜、附辈，又以难施，疑似之间，尤宜用此。余曾治伤寒协热自利，有用白姜、黄连对半，名金银汤，即此意也，然不若连理汤为稳。如寒泻服上药未效，宜木香汤，或姜附汤、六柱汤，吞震灵丹、养气丹。手足厥逆者，兼进朱砂丹。药食方入口而即下者，名曰直肠，难治。如泻已愈而精神未复旧者，宜十补汤。寒泻腹中大疼，于服前药外，间进乳豆丸，服诸热药以温中，并不见效，登圊不迭，秽物随出，此属下焦，宜桃花丸二五粒，诃梨勒丸以涩之。

热泻，粪色赤黄，弹响作痛，粪门焦痛，粪出谷道犹如汤热，烦渴，小便不利，宜五苓饮，吞香连丸。

暑泻，由冒感暑气，或饮啖日中之所晒物，坐日中热处，证状与热泻略同，宜胃苓饮，或五苓散加车前子少许，兼进来复丹。凡泻，津液既去，口必渴，小便多是赤涩，未可便作热论。的知热泻，方用冷剂，不然，勿妄投，以致增剧。泻止渴自止，小便亦能如常。

气泻，肠鸣气走，胸膈痞闷，腹急而痛，泻则稍可，须臾又急。亦有腹急，气塞而不通者，此由中脘停滞，气不流转，水谷不分所致，宜大七香丸，入米煎服。久而不愈者，宽中散，吞震灵丹，仍佐以米饮调香附末。

湿泻，由坐卧湿处，以致湿气伤脾，土不克水，梅雨阴久，多有此病，宜除湿汤，吞戊己丸，佐以胃苓汤，重者宜术附汤。如其人本不甚泻，每日两三次鸭溏，此脾家不燥，常服平胃散自愈，缘内有苍术，可以燥脾。

伤食泻，因饮食过多，有伤脾气，遂成泄泻，俗呼为伤败腹，其人必噫气如败卵臭，宜治中汤加砂仁半钱，或七香丸、红丸子杂服。

食积腹疼而泻，不可遽用治中兜住，先用调脾饮，吞感应丸。或因食一物过伤而泻，后复食之即泻者，以脾为其所伤未复而然，宜健脾汤。因食冷物停滞伤脾，脾气不暖，所食之物不能消化，泻出而食物如故。宜治中汤加干葛，吞酒煮黄连丸，于泻中求之。

有脾气久虚不受饮食者，食毕即肠鸣腹急，尽下所食物才方宽快，不食则无事，俗名录食泻，经年累月，宜快脾丸下二五粒。

因伤于酒，每晨起必泻，宜理中汤加干葛，吞酒煮黄连丸。或重而泄泻频数者，宜冲和汤。

因伤面而泻者，养胃汤加萝卜子炒研破一钱。痛者，更加木香半钱；泻甚者，去藿香加炮姜如其数。

泻已愈，隔年及后期复泻，古论云：病有期年而发者，有积故也。宜感应丸。

有每日五更初洞泻，服止泻药并无效，米饮下五味丸，或专以北五味煎饮，亦治脾肾泄。虽省节饮食，大段忌口，但得日间、上半夜无事，近五更其泻复作，此病在肾，俗呼脾肾泄。分水饮下二神丸，及椒朴丸，或平胃散下小茴香丸，病久而重，其人虚甚，椒附汤。

交　肠

交肠之病，大小便易位而出，盖因气不循故道，清浊混淆，宜五苓散、调气散各一钱，加阿胶末半钱，汤调服；或研黄连阿胶丸为末，加木香末少许，再以煎汤送下。

泻　血

泻血，当辨其色，色鲜为热，色瘀为寒。热血连蒲散，寒血理物汤。血色鲜红者，多因内蕴热毒，毒气入肠胃，或因饮酒过多，及啖糟脏炙煿，引血入大肠，故泻鲜血，宜连蒲散，吞黄连阿胶丸及香连丸，或一味黄连煎饮。大泻不止者，四物汤加黄连、槐花，仍取血见愁草少许，生姜捣取汁，和米饮服。于血见愁草中加入侧柏叶，与生姜同捣汁，尤好。有毒暑入肠胃下血者，一味黄连煎汤饮。

有肠风下血，以香附末加百草霜，米饮调服。加入麝香少许，其应尤捷。

泻血色瘀者，为寒血逐气走，冷气入客肠胃，故下瘀血。理中汤不效，宜黑神散，米饮调下，中用附子者佳，或用胶艾汤，加米煎，吞震灵丹。

攧扑内损，恶血入肠胃，下出浊如瘀血者，宜黑神散，加老黄茄为末，酒调下。

有风入肠胃，纯下清血，或风湿入肠胃，下如豆汁，或下瘀血，并宜胃风汤、胶艾汤。

泻血，或淡或浊，或鲜或瘀，亦宜胃风汤，吞驻车丸。或独泻血，或与粪俱出，当辨其色与所感施治。

有腹痛者，乃是血不循理，故尔作痛，却无里急后重及缠坠等患，不可因痛认为血痢。

妇人因月事不通，血不循故道，从后分出者，当调其经。见妇人门。

泻血过多，手足厥冷而眩晕者，当审其寒热施治，不可因眩晕而便用附子热药，寒血犹可，热血为害不少。

肠风脏毒附痔漏　肠痈

血清而色鲜者为肠风，浊而黯者为脏毒。或在粪前，或在粪后，并宜米饮汤调枳壳散，下酒煮黄连丸，或枳壳散，或乌梅丸。此乃因登圊粪中有血，却与泻血不同，或用小乌沉汤和黑神散，米饮调下。粪前后有血皆可用，色瘀尤甚捷。

脏毒者，蕴积毒气，久而始见；肠风者，邪气外入，随感随见。此《三因方》五痔、脏毒、肠风，辨之甚详。脏毒、肠风之血，出于肠脏间；五痔之血，出于粪门蚀孔处，治各不同。无择翁乌连汤，治脉痔，外无形，而所下血一线如箭，或点滴下不能已，此由脉窍中来也。其方已录《千里镜》。

血色清鲜者，以瓦松烧灰研细，米饮调服。宜减桂五苓散，加茅花半钱，吞荆梅花丸，仍以侧柏叶同姜烂捣，冷水解下，浸少许，米饮佳。

如血色淡浊者，胃风汤吞蒜连丸，或乌荆丸，或棕灰散，仍以米饮调香附末，或三灰散。

或久而不已，面色萎黄，渐成虚惫，下元衰弱者，宜黄芪四君子汤，下断红丸，或十全大补汤，或黄芪饮。

诸般肠风脏毒，并宜生银杏四十九个，去壳膜烂研，入百药煎末，丸如弹子大，每两三丸空心细嚼，米饮下。

痔漏证状颇多，自属外科，不复繁引。既血自内出，不可全仗外傅，宜枳莤散，吞钓肠丸。痔正发而血多者，亦宜自里托之，宜《千金》内补散减桂之半，加鳖头灰尤妙。

肠痈即肠中生痈也，腹中疞痛，其始发热恶寒，证状难辨，因下脓血乃觉。或小腹痛满，或小便涩滞，或脓从脐出，宜《千金》内补散、太乙膏。

痢附痢后风　脱肛

痢疾，古名滞下，以气滞成积，积成痢。治法当以顺气为先，须当开胃，故谓无饱死痢病也。

痢疾不问赤白，而知为冷热之证。若手足和暖则为阳，先用粟壳饮，调五苓散，进感应丸；若觉手足厥冷则为阴，当用暖剂。常须识此。

凡痢初发，不问赤白，里急后重，频欲登圊，及去而所下无多，既起而腹内复急，宜用藿香正气散加木香半钱，吞感应丸；或苏合香丸，吞感应丸。

赤痢血色鲜红，或如蛇虫形，而间有血鲜者，此属热痢，宜藿香正气散加黑豆三十粒；五苓散加木香半钱、粟米少许，下黄连丸；或黄连阿胶丸、茶梅丸。热甚，服上项药未效，宜白头翁汤。

若赤痢发热者，败毒散加陈仓米一撮煎。

若血色黯如瘀，服冷药所下愈多、去愈频者，当作冷痢，宜理中汤；或四君子汤加肉豆蔻、木香各半钱。

若感暑气而成痢疾者，其人自汗发热，面垢呕逆，渴欲引饮，腹内攻刺，小便不通，瘀血频并，宜香薷饮加黄连一钱，佐以五苓散，白汤调服。不愈，则用蜜水调。

感暑成痢，疼甚而食不进者，六和汤、藿香正气散各半帖，名木香交加散。

白痢下如冻胶，或如鼻涕，此属冷痢，先宜多饮除湿汤加木香一钱，吞感应丸，继进理中汤。亦有下如鱿色，或如腊茶色者，亦宜用前白痢药。

赤白杂者，宜胃苓饮加仓米一撮煎，吞驻车丸。

凡治痢，须先逐去积滞，积去已多，三五日后自可兜涩，不问赤白，俱宜水煮木香丸；或水煮木香饮、真人养脏汤，或断下丸。如白痢久而虚甚者，养脏汤加熟附。赤痢加黑豆一小撮，白痢加干姜一钱，赤痢亦可加黄连一钱，新下者不必加，此在人活法。

噤口痢者，有得病即不能进食者，或因冷药并药过多不食者，却不可拘于赤痢难用热药之说，当以温中进食为先，宜治中汤加木香半钱，或缩砂一钱。

休息痢，因兜住太早，积不尽除，或因痢愈而不善调理，以致时止时作，宜四君子汤加陈皮一钱、木香半钱，吞驻车丸。只缘兜住积滞，遂成休息，再投去积，欲用兜剂。

劳痢，因痢久不愈，耗损精血，致肠胃虚空，变生他证。或五心发热，如劳之状，宜蕨莲饮，赤多倍莲肉，白多倍山药。痢后调补，宜四君子汤加陈皮一钱半，即异功散。恶甜者，生料平胃散加人参、茯苓各半钱。

诸病坏证，久下脓血，或如死猪肝色，或五色杂下，频出无禁，有类于痢，俗名刮肠。此乃脏腑俱虚，脾气欲绝，故肠胃下脱，若投痢药则误矣，六柱饮为稳，或可冀其万一。

痢后风，因痢后下虚，不善调将，或多行，或房劳，或感外邪，致两脚酸软，若痛若痹，遂成风痢，独活寄生汤，吞虎骨四斤丸；或用大防风汤；或多以生樟即骨碎补，俗呼为胡孙姜，三分之一，同研取汁，酒解服。外以杜仲、牛膝、杉木节、白芷、南星、萆薢煎汤薰洗。

脱肛一证，最难为药，热则肛门闭，寒则肛门脱，内用磁石研末，每二钱，食前米饮调下，外用铁锈磨汤温洗。

下痢，小便不通者，黄连阿胶丸为最。

卷之九 虚损门

五　劳

五劳者，五脏之劳也。皆因不量才力，勉强运为，忧思过度，嗜饮无节，或病失调理，将积久成劳。其病头旋眼晕，身疼脚弱，心怯气短，自汗盗汗，或发寒热，或五心常热，或往来潮热，或骨蒸作热，夜多恶梦，昼少精神，耳内蝉鸣，口苦无味，饮食减少，此皆劳伤之证。五脏虽皆有劳，心肾为多，心主血，肾主精，精竭血燥则劳生。治劳之法，当以调心补肾为先，不当用峻烈之剂，惟当温养滋补，以久取效。天雄、附子之类，投之太多，适足以发其虚阳，缘内无精血，不足当此猛剂。不可因有热，纯用甜冷之药，以伤肾气。独用热药者，犹釜中无水而进火也；过用冷药者，犹釜下无火而添水也，非徒无益，又害之耳。宜十全大补汤，或双和散、养荣汤、七珍散、乐令建中汤，皆可选用，间进双补丸。若有无故身体瘦软，绝无力气，别无他证，此平日作劳太过，血气虚而筋失养，宜劫劳散或和气汤倍芎、归。又有言语读诵，过耗神气，致成虚损，是为叫呼走气，宜于十全大补汤等药选用。

虚人老人病中忽一旦语言不出，扣之不应，此不是哑风，久久药力到，补调功成，自复应矣。

气虚人多不得寐，亦有痰多，胆经伏涎，欲寐不得者，不可例作虚治，妄补则痰愈盛。

有于坐卧之中，似欲得人按捻意方始安者，此亦虚证也。诸发及有寒热者，已各见本门，审知因虚劳得之，并宜用前药。未效，用十四味建中汤。渴而不胜热药者，七珍散加木香、五味子各七分；热多，黄芪鳖甲散，或人参散；独五心发热，将欲成劳者，茯苓补心汤；外虽恶热，内自畏寒，盛夏不可单衣，大建中汤、十四味建中汤、正元饮、参附汤。

饮食减少，畏食而呕者，难独用前滞甜药，须斟酌用前快脾之剂，缩砂、陈皮药却不可少。如乐令建中汤内有陈皮、半夏、细辛却可用，仍下鹿茸橘皮煎丸。如不呕，不畏食，用前十全大补汤、双和散等药，亦当少加快脾之剂，以为之防。

有患精血不足，明知当补肾，方欲一求之归芪等药，其人素减食，又恐不利于脾，方欲理脾气，则不免用疏刷之药，又恐愈耗肾水。全一举而两得之功，莫若鹿茸橘皮煎丸为第一。故曰：精不足补之以味。又曰：补肾不如补脾。以脾上交于心，下交于肾故也。道家交构心肾，以脾为黄婆者，即此意。若肾元大段虚损，病势困笃，则肾不容少缓。又不拘于此说，要知于滋肾之中，佐以砂仁、澄茄之类，于壮脾之中，参以北五味、黄芪之属，此又临时审病用药之活法。劳疾久而嗽血，咽疼无声，此病自下而传上。若不嗽不痛，久而溺浊脱精，此为自上传下。皆死证也。

有面色如故，肌体自充，外看如无病，内实虚损，俗呼为桃花蛀。宜看其何证，于前药审而用之。

有传尸劳，骨肉相传，甚至灭门。此其五脏中皆有劳虫，名曰瘵疾，难以医之。

外有因动作劳力，或发寒热，或身疼气短，或劳倦嗜卧，乃一时发劳，却非五劳者比，宜和气饮。详见诸痛门身体痛证。

有嗽咳痰多者，名曰劳嗽，与风寒壅热之嗽不同，此乃有本有标，本在肾而标在肺，可与前诸药第一段求之，选用加五味、杏仁、阿胶、贝母、款冬花之属。嗽而加以喘者，于前药更加磨沉香，仍吞灵砂丹，或三炒丹，详见嗽门。嗽而有血者，详见血门嗽血证。

盗汗自汗

眠熟而汗出者，曰盗汗，又名寝汗；不分坐卧而汗者，曰自汗。伤风、伤暑、伤寒、伤湿、痰嗽等自汗，各载本门。其无病而常自汗出，与病后多汗，皆属表虚，卫气不固，荣血漏泄，宜黄芪建中汤加浮麦少许，煎黄芪六一汤，或玉屏风散。或身温如常而汗出冷者，或身体冷而汗亦冷，别无他病，并属本证。

有痰证冷汗自出者，宜七气汤，此方已载二百四十九肾逆散之下。有气不顺而自汗不止，须理气，使荣卫调和，小建中汤加木香。

有病后多汗，服正元散诸重补剂不愈，惟八珍散宜之。

有别处无汗，独心孔一片有汗，思虑多则汗亦多，病在用心，宜养心血，只宜一条用药，仍以艾汤调茯苓末服之，名曰心汗。青桑第二叶，焙干研末，空心，米饮汤调下，最治盗汗。

若阴汗，惟密陀僧和蛇床子研末，扑之立止。

若服药汗仍出者，小建中汤加熟附子一钱，不去皮；或正元饮，仍以温粉扑之。大汗不止，宜于诸药入煅牡蛎粉一分，并吞朱砂丹，或茸硃丹。

常自汗出，经年累月者，多用黑锡丹，久病及大病新愈汗出者，亦可用此。若不宜热补，须交济其阴阳自愈，当以灵砂丹主之。凡此皆非为他病而止病于汗者设，非谓有兼病者也。

若服诸药欲止汗固表，而并无效验，药愈热而汗愈不收，可只理心血。盖汗乃心之液，心无所养，不能摄血，故溢而为汗。宜用大黄芪汤加炒酸枣仁半钱。有微热者，更加炒石斛半钱，兼下灵砂丹。

汗出如胶之粘，如珠之凝，及淋漓如雨，揩拭不逮者，难治。漏风、额汗，出诸中门中风证。

应汗多而发虚热者，不当泥于热，宜用收敛之剂。汗出而有邪热者，其人若不渴，小柴胡汤加桂枝半钱最良。

治心虚多汗不睡，豮猪心一个，破开带血，用人参二两、当归二两，装入心中煮熟，去二味药，止吃猪心，不满三四日，其病即愈。

眩　　晕

痰饮、头风、七气、失血、中酒等病，皆能眩晕，已各见本证。今独举不兼他病见眩晕者，是皆虚损也。然有不时眩晕者，有早起眩晕，须臾自定，日以为常者，正元饮下黑锡丹。

伤湿头晕，肾著汤加川芎，名除湿汤。

有因虚致晕，虽晕醒时，而常欲近火，欲得暖手按之。盖头面乃诸阳之会，阳气不足故耳。

有头风证，耳内常鸣，头上有如鸟雀啾啾之声，切不可全谓耳鸣为虚，此头脑夹风所为也。有眩晕之甚，抬头则屋转，眼常黑花，观见常如有物飞动，或见物为两，宜小三五七散；或芎附汤、生料正元饮加鹿茸一钱，下灵砂丹；或用正元饮，炒川椒一十五粒，下茸砞丸。若不效，则独用鹿茸一味，每服半两，用无灰酒三盏，煎至一盏，去滓，入麝香少许服。缘鹿茸生于头，头晕而治以鹿茸，盖以类相从也。曾有头疼痛不愈，服茸朱丹而效。

虚　炎　短　乏

虚炎，阴阳不升降，下虚上盛，气促喘急，宜苏子降气汤，去前胡，下黑锡丹，或养正丹。气急甚而不能眠卧者，沉附汤，或正元饮，或四柱散去木香，用沉香，并以盐煎，下黑锡丹，或灵砂丹、三炒丹。不效，则以前药下朱砂丹。

短乏者，下气不接上，呼吸不来，语言无力，宜补虚。四柱饮，木香减半，加黄芪、山药各一钱。若不胜热药及痰多之人，当易熟附子作生附。在人活法，余皆仿此。药轻病重，四桂饮不足取效，宜于本方去木香，加炒川椒十五粒。更不效，则用椒附汤。上焦干燥不胜热药者，宜于椒附汤加人参一钱。寻常病当用姜附，而或上盛燥热不可服者，惟此最良。

气短乏力之人，于进药之外，选一盛壮男子，吸自己之气，嘘入病人口中，如此数次，亦可为药力一助。此法不特可治虚乏，寻常气暴逆致呃者，用之良验。

惊悸附健忘

惊悸者，因事有所大惊，触忤心神，气与涎郁，遂生惊悸。此乃心虚胆怯所致，宜温胆汤。呕则以人参代竹茹。

若惊悸眠多异梦，随即惊觉者，宜温胆汤加酸枣仁、莲肉各一钱，以金银煎下十四友丸，或镇心丹、远志丸，酒调妙香散。

健忘者，所过之事，转盼遗忘。此乃思虑过度，病在心脾，宜归脾汤。

怔　忡

怔忡，久思所爱，独事不意，虚耗真血，心血不足，遂成怔忡，俗谓心忡脉乱是也，宜益荣汤。

怔忡即忪悸也，忪悸与惊悸若相类而实不同。惊悸者，因事有所惊而悸；忪悸者，本无所惊，常心忪而自悸。焉得无辨。

感风、寒、暑、湿闭塞诸经而忪忡，各见本门。

因痰饮怔忡者，导痰汤加炒酸枣仁，下寿星丸。

失志者，由所求不遂，或过误自咎，懊恨嗟叹不已，独语书空，若有所失，宜温胆汤去竹茹，加人参、柏子仁各一钱，下定志丸，仍佐以酒调辰砂妙香散。

有痞塞不饮食，心中常有所怯，爱处黯，或倚门后，见人则惊避，似失志状，此名为卑惵之证，以血不足故尔。谷神嘉禾散加当归半钱、黄芪半钱。

五　痫

痫有五，马、牛、鸡、羊、猪，五者以其病状偶类之耳。无非痰涎壅塞，迷闷孔窍。发则头旋颠倒，手足搐搦，口眼相引，胸背强直，叫吼吐沫，食顷乃苏，俗止呼为发猪痫疾、发鸡风，宜星香散加全蝎三个，下苏角丸。

癫狂附心风

癫狂由七情所郁，遂生痰涎，迷塞心窍，不省人事，目瞪不瞬，妄言叫骂，甚则逾垣上屋，裸体打人。当治痰宁心，宜辰砂妙香散加金箔、珍珠末，杂青州白丸子末，浓姜汤调下，吞十四友丸，滑石六一汤加珍珠末，白汤调下。

有病癫人专服四七汤而愈，盖痰迷为颠，气结为痰故也。如健忘、如惊悸、如怔忡、五痫，亦宜用此。

如颠狂不定，非轻剂所能愈者，宜太乙膏及抱胆丸。

心风者，精神恍惚，喜怒不常，言语时或错乱，有颠之意，不如颠之甚，亦痰气所为也，宜星香散加石菖蒲、人参各半钱，下寿星丸。

有心经蕴热，发作不常，或时烦燥，鼻眼各有热气，不能自由，有类心风，稍定复作，参苏饮加石菖蒲一钱。

有妇人狂言叫骂，歌笑不常，似祟凭依，一边眼与口角吊起，或作颠治，或作心风治，皆不效，乃是旧有头风之疾，风痰作之使然，用芎辛汤加防风十分，数服，其病顿愈。

不　　寐

不寐有二种，有病后虚弱及年高人阳衰不寐；有痰在胆经，神不归舍，亦令不寐。虚者，六君子汤加炒酸枣仁、炙黄芪各半钱；痰者，宜温胆汤减竹茹一半，加南星、炒酸枣仁各半钱，下青灵丹。

伤寒不寐，当于《活人书》中求之。

自惊悸以后诸证，亦可用温胆汤加减，同金银煎，竹茹则随其寒热虚实而去取之。导痰汤加石菖蒲半钱尤治。

大抵惊悸、健忘、怔忡、失志、不寐、心风，皆是胆涎沃心，以致心气不足。若用凉心之剂太过，则心火愈微，痰涎愈盛，病愈不减，惟当以理痰气为第一义。

卷之十 拾遗门

渴

诸病中有渴，已各见本证。今特举其无病自渴，与病瘥后渴者，参术散、四君子汤、缩脾汤，或七珍散加木瓜一钱，皆可选用。生料五苓散加人参一钱，名春泽汤；以五苓散和四君子汤，亦名春泽汤，尤是要药。更兼作四皓粥食之。

诸病久损，肾虚而渴，宜八味丸、黄芪饮、四物汤加人参、木瓜各半钱，或七珍饮、大补汤去术加木瓜如数。

诸失血及产妇蓐中渴者，名曰血渴，宜求益血之剂，已于血门吐血证中论之。

有无病忽然大渴，少顷又定，只宜蜜汤及缩脾汤之类，折二泔冷进数口亦可。

酒渴者，干葛汤调五苓散。

疸附面黄

黄病曰疸，大略有五。黄，脾土色也，脾脏受伤，故病见于外，通身面目悉黄，并宜生料五苓散加茵陈，或五苓散、平胃散各半帖，名胃苓饮。黄汗因脾胃有热，汗出入水澡浴所致，故汗黄热染衣，只宜前药。黄疸因酒食过度，脏腑极热，复为风湿所搏，结滞不散，湿热郁蒸，故通身眼目悉黄，或发寒热，亦宜前药。酒疸因饮酒过伤而黄，俗名为酒黄，宜干葛煎汤，或栀子仁煎汤，调五苓散，或生料五苓饮加干葛一钱。

有酒疸后变成腹胀，渐至面足俱肿，或肿及遍身，宜藿香脾饮加木香三钱，或木香、麦蘖各半钱。

饮酒即睡，酒毒薰肺，脾土生肺金，肺为脾之子，子移病而克于母，故黄。又肺主身之皮肤，肺为酒毒薰蒸，故外发于皮而黄，此二说固通，法当合脾肺而治，宜藿枇饮。

谷疸因失饥伤饱，胃气薰蒸而黄，食毕即眩晕，宜红丸子。

女劳疸因色后为水湿所搏，故额黑身黄，小腹急满，大便不利，以大麦一撮，同滑石、石膏末各一钱煎。

诸疸口淡怔忡，耳鸣脚软，当作虚治，宜四君子汤，吞八味丸。五味子、附子者皆可用，不可过用凉剂。强通小便，恐肾水枯竭，久而面黑黄色不治。

伤脾致疸，已见之前黄疸证下。外有暑毒伤脾，小便不利，亦能成疸。煎茅花汤，调五苓散。

诸失血后，多令面黄。盖血为荣，面色红润者，血荣之也，血去则面见黄色。譬之草木，春夏叶绿，遇秋叶黄，润与燥之别也，宜养荣汤、枳归汤、十全大补汤。妨食者，四君子汤加黄芪、扁豆各一钱，即黄芪四君子汤；加陈皮，名异功散。加此二味亦得。亦有遍身黄者，但黄不及耳目。

病疟后多黄。盖疟谓之脾寒，脾受病故色见于面，宜理脾为先，异功散加黄芪、扁豆各半钱。诸病后黄者亦宜。

农民黄肿病，因饱作劳，脾气不舒，宜杨法师胜金丸。

眼

医眼，以青桑干枝就硬炭火上烧，取白灰，铜箸点二三次，妙甚。不可用水桑、黄桑，亦不可杂炭灰。

眼病不一，烂沿、恶泪、羞明、翳膜、涩痛、雀目、韬针、内外障等证，难以枚举，今独举赤眼数种，应患眼者，不问近远，有上诸证并可用四物汤，下生熟地黄丸。傅洗之剂，当求之专科，四物汤加入蒸熟大黄一块，如栗子大，尤妙。

有久视损目，肝血不足，以致见物不明，眼中常见烟焰起，此当益血，宜生熟地黄丸。

有因茹素致目少光，或成雀目，盖食能生精，亏之则目无所资而减明。

眼疾诸证，医家多用治眼流气饮。此则专门之业也。

寻常赤眼，用黄连碾末，先用大菜头一个，切了盖，剜中心作一窍，入连末在内，复以盖遮住，竹签签定，慢火内煨熟取出，候冷，以菜头中水滴入眼中。

赤眼有数种，气毒赤者，热壅赤者，有时眼赤者，无非血壅肝经所致。盖肝主血，通窍于眼，赤眼之病，大率皆由于肝，并黑神散、消风散等分，白汤调，食后，睡时服。仍用豆腐切片傅其上，盐就者可用，酸浆者不可用，即乌豆傅盦之意。

风热赤甚者，于黑神散、消风散二药中，放令消风头高，间以折二泔，睡时冷调洗肝散或菊花散服。仍进四物汤，内地黄用生，芍药用赤，只须半帖，食后作一服，却加入赤茯苓半钱。醉将军即酒蒸大黄是也。早晨盐汤下养正丹二十、三十粒。若不便于过凉之剂，则不必用洗肝散，宜以二钱黑神散、一钱消风散。

若赤眼久而不愈，用诸眼药皆无效，早起则以苏子降气汤，下黑锡丹；临睡则以消风散，下三黄丸；日中别以酒调黑神散。此数药不独治久赤，诸眼疾皆治之。

若眼晕生花，则属肝虚，当于虚损门眩晕证求药。或止坐他病以致病花，合就其所得之病，随证施治。

又有气眼，才怒气则亦痛，宜服酒调复元通气散。

又有头风眼，偏正头痛，眼不可开，多泪羞明，宜决明散。

耳

耳为肾窍，耳病皆属于肾。肾虚，故耳中或如潮声、蝉声，或暴聋无闻，宜鸣聋散，或嚼蜡，用酒下，及黄蜡粥食之。

肾经久虚，耳中潮声、蝉声无休止时，妨害听闻者，当坠气补肾正元饮，咽黑锡丹，间进安肾丸。

风毒攻耳，致生脓者，名聤耳。先以绵杖子捻出脓，令净，次用桃花散吹入。或以多年陈皮去白，麻油灯上烧存性，碾末，入麝香少许，如桃花散法，加用干胭脂、白矾。

鼻

酒皶鼻属肺风，有不能饮而自生者，非尽因酒，酒皶乃俗呼耳。宜一味折二泔，食后用冷饮，外用硫黄入大头菜内，碾涂之。若鼻尖微赤及鼻中热生疮者，辛夷碾末，入脑麝少许，绵裹纳之。或以枇杷叶拭去毛，不须涂炙，锉细，煎浓汤，候冷，调消风散，食后临卧进。

鼻塞流涕不止，有冷热不同。清涕者，脑冷肺寒所致，宜细辛、乌、附、干姜之属；浊涕者，乃《素问》所谓胆移热于脑，故辛頞鼻渊是也，宜防风、甘菊之属。须以清浊别冷热。

一方用苍耳子，即缣丝草子，炒，碾为细末，食后入药末点服，立效。

有不因伤冷而涕多，涕或黄或白，或时带血，如脑髓状。此由肾虚所生，不可过用凉剂，宜补脑散。仍以黑锡丹、紫灵丹、灵砂丹。

伤冷热，鼻暴塞，流涕多者，通关散。

鼻衄，见血门鼻衄证。

余处无恙，独鼻尖色青黄者，此其人必为淋也。鼻尖微白者，亡血也。赤者，血热也。

外有鼻痔等患，不能尽举，见外科方论。

口舌附音声

口舌生疮，皆是上焦热壅所致。宜如圣汤，或甘桔汤加黄芩一钱，仍用杏花散掺之。未效，则参以四香饮。

有声音不出之人，服冷剂愈失声，乃是肾经虚寒，投附子之剂数枚方可，此不可不识。

下虚上盛，致口舌生疮，若用镇坠之药，以降气汤，或盐水下养正丹或黑锡丹。仍于临卧，热汤洗足，炒采净吴茱萸小撮，拭足了，便乘炒热置足心，用绢片扎之，男左女右。

曾有舌上病疮，久蚀成穴，累服凉剂不效，后来有教服黑锡丹，遂得渐愈。此亦下虚，故上盛也。

外有舌暴肿胀，名曰重舌，一味真蒲黄末掺之。

又有舌无故常自痹者，不可作风治，由心血不足，理中汤加熟附半钱、当归钱半。

齿

齿痛，见诸痛门齿痛证。其他齿患不一，自有口齿专科。

牙衄见衄门。

卷之十一 疮毒门

痈疽疖毒附发背

发散诸般毒，多碾白芙蓉叶，入草乌叶少许，蜜调傅，重者，加入南星末。凡诸毒用膏药，欲散，搓入麝香；欲溃，搓入雄黄。

一应毒证，已作渴，或脓过多，防其为渴，宜于《千金》内补散之外，兼进八味丸，用五味子者佳。

发热恶寒，状如伤寒而痛者，其痛处欲为痈疽。痈属腑，故生浅，皮薄而肿高；疽属脏，故生深，皮厚而肿坚。

又有轻于痈疽者，名曰疖毒。痈，壅也；疽，沮也；疖，节也。言气血壅滞沮节也。并威灵仙饮微利之，或五香连翘散，佐以复元通气散。若脓血结成，不可发散，已溃未溃，宜小托里散，或《千金》内补散，加木香、羌活、白芍药、乌药等分。渴加栝蒌根。此数药皆治阳证，若阴证宜于《千金》内补散减防风、桔梗之半，倍加白术，未效更加熟附，与诸药煎服尤佳。

外有服金石以助欲，至精气既衰，药毒偏胜，金石与肺同类，肺附于背，所以多成发背之疾。又有好鳖为臛亦至发背，盖鳖之阳气皆聚于上甲，所以上甲可入药也，治法同前。若毒发于阴，而又未可用附、桂诸药剂，外疼内寒，宜五香汤。

毒之初发，并宜酒调复元通气散，或病在下者，酒糊丸。通气散，却用木香汤吞下。

治诸毒方结成者，以皂角树上所生之椹，磨乌醋调涂，此椹须预藏在烟阁头，缓急取用。

患背疮人及诸毒已溃后，血去过多，津液少者，宜换肌散。

毒初发，头疼体痛，乍寒乍热，恐夹外邪，宜香苏饮加川芎、白芷、防风、当归、陈皮之类。

病消渴之人多生毒，此乃津液已耗，虚阳外发，内外俱虚，此为极病。凡消渴愈后生毒，毒愈后消渴，皆非可治之病也。

痈、疽、疖，此毒总名，亦举其大概耳，其他证状不一，名称亦异。未溃之际，憎寒壮热，狂言妄语，如见鬼神，脓去已多而大热不休者，似为难治。盖毒之得脓，犹伤寒病证之得汗，汗已而反大热，则为坏伤寒矣。若淋洗贴傅，自属外科。痈疽发背已溃，出脓过多而羸瘦者，芎归汤。凡所服药，并不可用白术，能生脓故也，未溃与初发阴证用之却可。

若其人呕，不喜食，不可用《千金》内补散，滞其脾，恐夹外邪。未溃者，二陈汤加芎，或不换金正气散；已溃者，谷神嘉禾饮。

又一方治毒病，不喜食，于不换金正气散加白茯苓、半夏等分，人参、木香减半，亦名正气散。

患痈毒人，脓血已溃，所去过多，津液枯竭，多病于渴。纵有发热躁扰等证，不可以治者，宜用益荣生津之剂。若大热不止者，难治。

肠痈，即肠中生痈也。腹中疞痛，其始发热恶寒，证状难辨，因下脓血乃觉，或小腹肿满，或小便涩滞，或脓从脐出，宜吞太乙膏。

疮毒久不干成漏者，忍冬草浸酒常服。

疮毒而大便坚者，升麻和气饮和消毒饮。加以身上发热甚者，消毒饮和败毒散。

有火邪逼身，及因灸后遍身发为赤核，肿痛漩盘，用荆防汤浸取洗。

露瘰，名为羊核，生取石菖蒲烂研盦之。仍以石首胶一两许，火煅存性，研为末，酒调服。

有不傅药时大痛，傅即不痛；有不傅药时不痛，傅之则痛。盖寒、热、风、湿并忧怒等气，积而内攻，则痛不禁，药拔出之，故不痛也；死血阴毒在中，愈服愈深，愈不觉痛，药发之于外，故反痛也。

疮癣疥附丁疮

此虽皮肤小疾，不足为害，然疮有恶疮，癣有顽癣，疥痨嗜肤，尤为烦扰，甚至经年累月不能脱洒。凡病此者，不当专用外傅药，须内宣其毒可也。升麻和气饮、消毒饮、四顺清凉饮、犀角饮，皆可用。

有紫白癜风，酒调消风散，饮讫，便去浴，即以消风散入皂角末揩洗，外以乌白膏傅之。浴了以醋调贝母末，笔蘸刷之，频浴频用为佳。

疮名甚多，以其属外科，不能尽述。

疮如牛皮模样，痒甚不可忍者，又疼，用黄连、木香、黄柏皮、杉木节二个、明矾少许，以上各等分，研末，用好真香油调傅，大效。

火带疮，绕腰生者，一味剪红萝，或花或叶，细末，蜜调傅，立效。或小纸帖在上亦可。

丁疮，近年病此而死者甚多。以其毒气寇里，不可以常疮药视之，得之仓卒，立至危殆。宜一味雄黄末，酒调多服，外以苍耳，或叶或子，或根或茎，但取一件烧为灰，醋调如泥，涂上，干即根出。

痱

痱，《素问》谓之痱痤，香扑粉入朴硝末，如常扑使，更入少许枯白矾末。

痘　疥

自汉以前，方书初无痘疥，至拓拔魏时始有之。肤病初得之，憎寒发热，身体疼痛，与伤寒无异，或有发如疟者，但鼻冷，验为痘疥。最忌以药泻之，致毒气攻里，难起靥子，陈文仲方甚详。或痘疥出三日、四日后，遍身稠密已成水泡，大便自固，别无所犯，疮忽尽陷，凹作小孔，如章巨脚，此非病于不发，盖疮出既多，血气尚少，不足以发之，宜以药滋养其血，血气既复，疮不患不起。宜《千金》内补散去防风、桔梗。

癞风附下疳疮

癞风，因精未调，外为风湿所袭，从阴囊湿汗作痒起，流注四肢，手又白色，悉生疮疡，俗谓之肾脏风。四生饮二两，以竹刀细切猪腰一对，银石器中酒漉煮烂，研细，和药为丸，如梧桐子大。如不可丸，入酒醋少许，每服五六十丸，盐酒空心下。又用花蛇散和消风散，酒调服。或升麻和气饮，咽乌头煮盐丸，及乌荆丸，或花蛇丸。若癞常湿痒，欲得淋洗，则以蛇床子一味煎汤用之。

下疳疮，用眼药珍珠粉干掺。又方，用水银膏贴令水出，却以人中白煅研末，别炒虢丹等分，和匀，入麝香少许掺之。

癞风，痒不可忍者，姜汁入香油一二滴，搅匀涂之。

攧扑附刀伤

仆踣不知曰攧，两下相击曰扑，其为损一也。因攧扑而迷闷者，酒调苏合香丸，或鸡鸣散，或和气饮加大黄，入醋少许煎。或童便调黑神散，不用童便，用苏木煎，酒调亦得。攧扑伤疼，酒调琥珀散极佳。再有乌药顺气散，用以治之，风腰疼尤宜。有攧扑人服药并薰洗、搽贴药皆不效自若，或教以用白芍药、赤芍药、威灵仙、乳香、没药各等分，为细末，和匀，酒调服之，随即痛减其半。

刀伤血不止，一味白芍药散，白酒调服。即以散掺伤处，或其血出不透，致恶血壅滞，伤处赤肿，或攻四肢头面，并鸡鸣散，或煎红花，调黑神散。其有血出不止，势难遏者，用龙骨、乳香等分研末，置患处，蛇鱼草捣塞，尤妙。非特可治刀伤，扑血不止，亦可。

恶虫蛇伤

为恶虫蛇所伤，用白芷细嚼傅患处，仍以酒调芷末服。蜈蚣用鸡屎涂。蠼伤用蕨萁芒根烧灰，香油调傅。犬伤用虎骨末傅。猫伤用薄荷揩。蜂虿伤用人参嚼而傅之，或用诸蟹壳烧存性，研末，蜜调傅。凡诸恶物伤，急于伤处灼艾数壮，亦佳。

发丹

发丹，色状不一，痒痛亦异。大概皆因血热肌虚，风邪所搏而发。然色赤者多，以赤故谓之丹，宜消风散，入烧枫树子存性为末，酒调服。有发而色白者，谓之冷瘼，宜消风散，杂黑神散酒调。此病多缘肌肉疏，为风邪所袭而成，风热则赤，风冷则白，则今人呼赤为丹、白为瘼。所以用酒调土朱服之而愈者，亦以脾主肌肉，土能入脾，各从其类。古方亦名为瘾疹，非特分寒热，亦兼备四气，近世方论呼为白婆瘼，赤为血风。赤白二证，并可用乌药顺气散和消风散，酒调服。白者多用顺气散；赤者多用消风散。病此者，俱宜用煎藿香正气散。有人一生不可食鸡肉及獐鱼动风等物，才食则丹随发，以此见得系是脾风。脾主一身之肌肉，藿香正气散乃治脾之药，而土朱亦入脾之药，此方屡试应验。

瘰疬

瘰疬之病，皆血气壅结，根在脏腑，多结于项颈之间，累累大小无定，发作寒热，脓血溃漏，或此没而彼起。宜于隔宿用米饮调下桂末、滑石二钱重，钟动时进黑白散。必有物如葡萄肉从小便出至数枚，其肿核则愈。仍常服四七汤加木香，或苏子降气汤。其匝颈者，俗名蟠蛇疬，难治。先以石菖蒲烂研，盦患处，微破，却以猫狸皮连毛烧灰，香油调傅。一味白敛末，酒调服，多多为上。仍以酒一呷傅白敛盦患处，掘取生者尤好。或用猪胆内汁，调雄黄末，傅患处亦好。

痒

痒证不一，疥痨作痒，当求之本门疮疥证。血虚皮肤燥痒者，宜四物汤加防风七钱半。如以四物汤半帖，水二盏，调消风散一钱重亦可。妇人血气或通身痒，或头面痒如虫行皮中，缘月水来时，为风所吹，不然则是产蓐中食动风物致之，亦宜如前四物汤调消风散。有脾虚身痒，本无疥痨，素非产蓐，洁然一身，痒不可住，此仍脾虚所因。经云：诸痛为实，诸痒为虚。又云：脾主身之肌肉。宜实脾为先，四兽饮去草，加藿香、厚朴、川芎、当归各半钱重，姜、枣煎服，名增损资胃饮。

卷之十二 妇人门

经事不调

妇人每月经水应期而下，不使有余，犹太阴之缺也。其有或先或后，或少或多，或欲来先病，或遇来而断续，皆谓之不调，和气饮加香附子半钱，兼咽独附丸。

经事来而腹痛者，经事不来而腹亦痛者，皆血之不调故也。欲调其血，先调其气，四物汤加吴茱萸半钱、香附子一钱。和气饮加茱萸半钱亦可用。痛甚者，玄胡索汤。然又恐感外邪，伤饮食致痛。痛不因血，尤宜详审，和气饮却能兼治。

有经事不通，血入四肢化为水，遂成肿满，非独产后为然，名曰血分，误作水治，其害不少，宜调经散。因冷而节，因节而痛，宜大温经汤。冷甚者，去麦门冬。有因惊气上逆，致月经不通，涎多神昏，昏则不知人，或妄言歌笑，似心风，似五痫，醒时又似正人。或病来时身如摇动，手足如搐搦，四七汤、大温经汤各半帖，和匀服。

有经候失期，或过二三月变生诸证者，和气饮须用桂枝，桂性最动血。和气饮加苏木、红花、干漆各半钱，桃仁一钱，或醋、或酒煎，去渣，入麝香少许，仍以醋汤调黑神散。因血节而腹内有块者，四物汤去地黄，加官桂、白术各半钱。

因经候不调，血不循故道，从后粪出，腹或疼或不疼，不可作寻常便血治，宜顺其经，四物汤去地黄，加阿胶、香附子各一钱，仍以黑神散和调气散，白汤点服。

血疼附血瘥

男子谓之小肠气，妇人谓之脾血疼。多因血虚后感冷，致血气凝滞小肠，疞痛牵引腰胁，宿有病根，不关月事通闭，宜和气饮，或玄胡索汤、失笑散，间进艾附丸。或以盐一捻，置铁匙上，火烧研碎，酒调，下异功散，大便通则愈。若审知血海虚冷而疼，宜小温经汤。若只瘥不痛，常如肚饥，此乃血虚，胃中枯燥生热，宜益血药滋之，可用四物汤。久不治则成消中。

血瘥者，心头瘥痛，四物汤去地黄，加香附子如数。

血　虚

有病后血虚者，有本体血虚者。其人往来寒热，或五心发热，言语无力，面色萎黄，头目昏晕，变生诸疾。芎归汤加羊肉少许，或十全大补汤、四物汤、养荣汤服之。血虚而气旺，宜抑气汤，即香附末。

血虚而腹疼者，四物汤。

妇人血虚，怒气用心者，如颠状，又如心风，或笑歌，或妄语，月事来及产中多有此证。四物汤[①]半帖，去厚朴，加人参、麦门冬、桂、芎、归各半钱，名增减四七汤。

崩中

崩有血热而成者，有气虚而成者。血大至曰崩中。或清或浊，或纯下瘀血，或腐势不可止，证状非一，所感亦异，甚则头目昏晕，四肢厥冷，并宜胶艾汤，咽震灵丹，佐以三灰散。或以童子小便煎理中汤，或以沉香降气汤加入百草霜，米饮调下。血崩甚而腹痛，人多疑恶血未尽，又见血色瘀黑，愈信恶血之说，不敢止截。大凡血之为患，欲出未出之际，停在腹内，即成瘀色。难尽以瘀为恶，又焉知瘀之不为虚冷乎？若必待见瘀血之后截之，恐并与人无之矣。此腹痛，更有说积而腹痛血通而痛止，崩而腹痛血住则痛止，宜芎归汤加干姜、熟附一钱，止其血而痛自定。仍以刺花绣拭黑片，烧灰研末，米饮调下。一方，以毛蟹壳烧存性，米饮下，亦有以早黄麻根烧灰为末，米饮下。

赤白带

赤白带下，皆因七情内伤，或下元虚冷，感非一端。大率下白带多，间有下赤者，并宜顺气散，吞震灵

注①　四物汤：按文义应为四七汤。

丹，仍佐艾附丸；或米饮调沙参末。带下不止成尪羸者，四物汤加煅牡蛎粉半钱，吞固阳丸，多服取效。

有带疾愈后一二月或再发，半年一发，先血而后下带，来不可遏，停蓄未几，几复倾泻，此名漏带，最难治。

下截之血，小腹主之，有因血虚而虚热陷入小肠，致小便涩痛，色白如泔，或成沙粒，皆不可作淋治，用冷剂，宜以四物汤、五苓饮各半帖和煎。

胎前产后

胎前恶阻，见食呕吐，喜啖酸物，多卧少起，俗谓之病鬼。盖其人宿有痰饮，血壅遏而不行，故饮随气上，停滞肝经，肝之味酸，则必喜啖酸物。金克木，以辛胜之，小半夏茯苓汤，或二陈汤。若呕吐不食，心虚烦闷，宜橘苏饮，加竹茹指大。有服热药致膈闷热成疾，宜蒲黄散、荷叶散。

转胞之说，诸论有之，以胎渐长，且近下逼近于胞，胞为所逼而侧，令人数泄，故名转胞。胞即膀胱也。然子淋与转胞相类，但小便频数点滴而痛为子淋；频数出少而不痛为转胞，间有微痛，终是与淋不同。并宜生料五苓散加阿胶一钱，更于胎前诸方求之。五味子、八味丸加当归，亦治转胞。或更加车前子一味，髪灰汤尤好。

有胎转胞，用搐鼻药，多打喷嚏，或用拳打脚心知痛，令病人浑身掇起，则脏腑摇动，而胞自反上。

产后诸病，有作寒作热，而亦有独热。然独热亦有三：恶血未下者，腹痛而发热；感外邪者，必有头痛恶风而发热；惟血虚即但发热而无余证，名曰蓐劳。宜于前血虚证求药。

产后血虚而烦，蒲黄隔纸炒，东流水调下。

产后腹疼，恶血不止，诸药不效，宜芎归汤加五味、灵脂、玄胡索煎。

妊妇，子死或不死，胎动不安，宜水酒合煎芎、归，未死即安，已死即下。戴复庵谓累曾经用，万不失一。

将产脚赤肿，俗名皱脚，香苏散加木香一钱。

将产，当顺气瘦胎，使临期易产，宜瘦胎饮加缩砂少许。

难产者，用香油半盏，乌醋、鸡子清并水与香油等打匀，冷进一服。胎衣不下，赤小豆、小麦等分煎服。仍以蓖麻去壳，研，七粒，涂两足心，衣下即洗去。

产后血入肺，面黑发喘，宜以参一两为末，别锉苏木二两，水二碗，煎七分，调参末，名参苏饮。

产后去血，大便不润而秘，宜橘杏丸、麻仁丸。应失血秘结者，皆可用。

产后发热迷闷，俗谓之发热血。新瓦上炒荆芥，不拘多少，半炒半生为末，温热水调下一钱，名独行散。或疑豆淋酒太热，用童便调尤宜，若锉散便煎亦得。荆芥乃产后要药，角弓反张，豆酒调极妙。盛怒失喜，迷闷不发热者，便调无不效。

产后以手摸肚遂痛，俗呼为嫁母痛，童便调白芷末。破血用归鬚，补血用归身与头，即是官桂肉收汗、枝发汗之义。

四物汤，妇人要药，于内加吴茱萸半钱或一钱，一应血气病无不治。

妇人有一生不破腹而虚者，既不破腹，何缘有虚？大抵妇人以血为主，血衰气旺定无儿，正因血虚，所以不育。

妇人怀子，服固胎药太多，或正产，或半产，胎虽下而恶血不即去，或经二三月而恶露犹滴，此非败血之比，正缘当来有固经药在内，致血滞而不化，药宜顺血通气，不宜蓄血闭气。

弥月，俗名满肚。多有恣意食物，致伤食发热，有类伤寒食复之证，宜先用红丸子一二服，却进小柴胡汤，此论盖有所本。

妇人之药，大率皆甜，不利于脾，芎、归犹滞，况于地黄乎？脾胃实者服之，固见有功。若素有痰饮，及喜甜人，诸血药中，半夏、陈皮自不可少。

聚宝丹，妇人气痛血疼，或月经来少作疼，或来多不止而痛，或色瘀，或难以黄泉，或血败而加以泄泻，腹内疼扰，并宜川芎、当归、炮姜、肉桂各一钱，白水煎服。累用累验。

角弓反张，乃妇人急候，为诸病之最。得此者，十存一二。荆芥新瓦上微炒末，豆淋酒调下二钱。或只一味独活为末，豆淋酒调下。

秘传证治要诀及类方

证治要诀类方

卷之一

汤　类

小续命汤《和剂》　本诸中门中风。

防己　肉桂去粗皮　黄芩　杏仁去皮尖，炒　白芍药　甘草炙　芎䓖　麻黄去根节　人参净，一两　防风净，一两半　附子炮，去皮脐，五钱

每服三钱，水一盏，姜五片，煎一盏，食前稍热服。加枣一枚尤好。

星香汤《易简》

南星八钱　木香一钱

每服四钱，水一盏，姜十片，煎七分，不拘时服，温用。

醒风汤《和剂》

南星生，八两　防风四两　独活　附子生，去皮脐　全蝎微炒　甘草生。各二两

每服四钱，水二盏，生姜二十片，煎八分，不拘时温服，日进二服。

星附汤《济生》

附子生用，去皮脐　天南星生。各一两　木香不见火，

五钱

每服四钱，水一盏，姜九片，煎七分，不拘时温服。

四君子汤

人参去芦　白术　茯苓去皮　甘草炙。各等分

每服三钱，水一盏，煎七分，不拘时温服。

六君子汤

人参　白术　茯苓　甘草炙　陈皮去白　半夏汤泡。各等分

每服三钱，姜三片，水一盏，煎七分，不拘时温服。

大防风汤《和剂》

川芎抚芎不用，一两半　熟地黄洗，二两　附子炮，去皮脐，两半　白术　防风去芦　当归去芦，酒浸　白芍药　黄芪　杜仲去粗皮，炒。各二两　羌活　人参　甘草炙　牛膝去芦，酒浸，微炒。各一两

每服五钱，水盏半，姜七片，枣一枚，煎八分，温服。

增损四物汤《易简》

当归　川芎　白芍药　人参　甘草　干姜

每服四钱，水一盏，煎六分，热服。

黄芪六一汤《得效》

黄芪去芦，蜜炙，六两　甘草一两

每服六钱，水一盏，姜二片，枣一枚，煎六分，温服。

省风汤《和剂》

防风去芦　南星生。各四两　半夏生，水浸洗　黄芩

去枯朽　甘草生。各二两

每服四钱，水二盏，姜十片，煎一盏，不拘时温服。

五痹汤《和剂》

片子姜黄洗去泥土　羌活　白术　防己各一两　甘草微炒，五钱

每服四钱，水盏半，姜十片，煎八分。病在上，食后服；病在下，食前服。

四七汤《和剂》　本诸中门中气。

半夏五两　茯苓四两　厚朴三两　紫苏叶三两

每服四钱，水一盏，姜七片，枣一枚，煎八分，不拘时热服。

姜附汤《和剂》　本诸中门中寒。

干姜一两　附子去皮脐，细切，一枚

每服三钱，水一盏，煎七分，食后温服。

香薷汤《和剂》　本诸中门中暑。

香薷二两　白扁豆炒　厚朴姜制　茯神各一两　甘草炙，五钱

上为末，每服三钱，不拘时沸汤点服，盐汤亦可。

白术酒《三因》　本诸中门中湿。

白术一两

酒三盏，煎一盏，不时频服。不饮酒，以水代之。

理中汤《和剂》　本诸中门中恶。

人参　白术　甘草　干姜炮。等分

每服三钱，水盏半，煎一盏，空心食前，稍热服。

四顺汤

即理中汤倍甘草。

附子理中汤

即理中汤加附子。

四逆汤《和剂》

甘草炙，二两　干姜一两半　附子生，去皮脐，五钱

每服三钱，水一盏半，煎一盏，不拘时温服。

十全大补汤《和剂》

人参　白术　茯苓去皮　甘草炙　当归酒洗　川芎　白芍　熟地黄酒洗　黄芪　肉桂去粗皮，不见火。等分

每服三钱，水一盏，姜三片，枣二枚，煎七分，不拘时温服。

六和汤《和剂》

香薷　厚朴姜制。各四两　扁豆姜汁略炒　赤茯苓　藿香叶　木瓜各二两　人参　半夏汤泡七次　杏仁去皮尖　砂仁　甘草各一两

每服四钱，水一盏半，姜三片，枣二枚，煎八分，不拘时温服。

人参养胃汤《和剂》

桂枝汤《和剂》

阳旦汤《活人》

杏子汤《和剂》

以上方，散在各书内。

小青龙汤《和剂》　本诸伤门伤风寒。

麻黄去节　肉桂　干姜炮　细辛去叶　白芍药　甘草炙。各三两　五味子　半夏泡。各二两

每服三钱，水一盏半，煎一盏，食后温服。

小柴胡汤《和剂》

柴胡　黄芩　人参　甘草各二两　半夏一两半

每服三钱，水盏半，姜五片，枣一枚，煎七分，不拘时稍热服。小儿减剂。

小建中汤《活人》

桂枝一两半　白芍药二两　甘草一两　生姜一两半　大枣六枚　胶饴半两，旧有微溏或呕者去胶饴

每服四钱，水盏半，姜三片，枣一枚，煎八分，去滓，下胶饴两匙，再煎化，不拘时温服。尺脉尚迟，加黄芪一钱。

大柴胡汤《和剂》

柴胡半斤　大黄　半夏各二两半　赤芍药　黄芩各三两

每服三钱，水盏半，姜五片，枣一枚，煎一盏，食后临卧温服。

小承气汤《活人》

大黄　厚朴姜汁。各一两　枳实去穰，麸炒，十枚

每服五钱，水盏半，煎八分，不拘时温服，以利为度。

白虎汤《和剂》

石膏煅，二十两　知母八两　甘草炙，四两

每服五钱，水盏半，糯米五十粒，煎一盏，食后温服。小儿力少，加人参少许。立夏后、立秋前，可服。春及立秋后，并下血、虚家，俱不可服。

猪苓汤《活人》

猪苓　泽泻　茯苓　滑石　阿胶各五钱

每服七钱，水二盏，煎八分，不拘时温服。

大承气汤《活人》

大黄酒浸，四两　芒硝三合　厚朴半斤　枳实一两

每服五钱，水二盏，先煮厚朴、枳实，至盏半，下大黄，再煎至一盏，入硝，再煎沸，不拘时温服。

白头翁汤《活人》

白头翁二两　黄连　黄柏　秦皮各三两

水七升，煮二升，每服一升，不拘时服。不愈，更饮一升，即效。

麻黄细辛附子汤《活人》

麻黄　细辛各二两　附子一两

每服七钱，水二盏，姜三片，枣一枚，煎八分，不拘时温服。

通脉四逆汤《活人》

干姜二两　附子一枚　甘草一两

每服七钱，水二盏，煎七分，不拘时温服。

当归四逆汤《活人》

当归　细辛　桂枝　芍药各三两　甘草　通草各二两　大枣二十五枚

水八升，煮三升，每服一升，不拘时温服。日进三服。内有久寒者，加吴茱萸、生姜。

连理汤

即理中汤加茯苓、黄连

上为末，每服二钱，沸汤，不拘时点服。如中暑作渴，小便赤涩，每服半钱，温热水调服。

吴茱萸汤

人参一两　吴茱萸汤洗三次，一两六钱半

每服四钱，姜四片，枣二枚，煎八分，作二服，不拘时温服。

竹叶石膏汤《和剂》

石膏一斤　麦门冬去心，五两半　半夏汤泡七次，二两半　人参二两　甘草炙，二两

每服五钱，水二盏，青竹叶、生姜各五片，煎一盏去滓。入粳米百余粒，再煎米熟，去米，不拘时温服。

温胆汤《易简》

半夏　陈皮　茯苓　枳实各一两　甘草四钱

每服四钱，水盏半，姜七片，枣一枚，竹茹一块，煎七分，食前热服。

橘皮汤《济生》

橘皮去白，二两　人参　甘草炙。各五钱

每服四钱，水一盏，生姜五片，枣二枚，竹茹一小块，煎七分，不拘时温服。

栀子干姜汤《活人》

栀子十四枚　干姜六钱三分

水盏半，煎七分，不拘时温服。

干葛汤《活人》

芍药　桂枝　甘草各五钱　麻黄一钱　葛根一两　生姜二两

每服七钱，水二盏，煎八分，热服。

黄芩汤《活人》

黄芩三钱　芍药　甘草各二钱　大枣二枚

水二盏，煎八分，热服。

半夏泻心汤《三因》

半夏泡七次，一两　黄芩　人参　甘草　干姜炮，各两半　黄连五钱

每服四钱，水一盏，姜五片，枣一枚，煎七分，不时温服。

生姜泻心汤《活人》

生姜　半夏各一两　人参　黄芩各两半　黄连　干姜各五钱　枣子六枚

每服五钱，水盏半，煎七分，不拘时温服。

芍药甘草附子汤《活人》

芍药　甘草各三两　附子一枚

每服七钱，水一盏，煎至七分，不拘时候温服。

四柱汤《和剂》

木香　茯苓　附子炮，去皮脐　人参各一两

每服二钱，用水一盏，姜三片，枣一枚，盐少许，煎七分，空心食前服。

真武汤《活人》

茯苓　生姜　白术　白芍各七钱半　附子炮，一个

每服五钱，用水盏半，煎八分，不拘时候带温服。如咳者，加五味子七钱半，细辛、干姜各二钱半。

枳实栀子汤

枳实一钱　栀子三钱半　豆豉一钱二分

水煎，不时温服。

二陈汤

半夏　橘红各五两　白茯苓三两　甘草炙，一两半

每服四钱，水一盅，姜三片，乌梅一枚，煎六分，不拘时热服。

小半夏茯苓汤《和剂》

半夏　茯苓等分

每服五钱，姜五片，水煎，温服。

橘皮竹茹汤《活人》

陈皮一钱半　人参五分　甘草二分　竹茹二钱半

水二盏，姜五片，枣一枚，煎八分，不时温服。

橘皮干姜汤《杨氏》

橘皮　干姜　甘草　通草　桂心　人参等分

每服八钱，水二盏，姜五片，葱一段，煎八分，不拘时热服。

半夏生姜汤《活人书》

半夏一两　生姜五钱

用水二盏，煎一盏，温服。

桔梗枳壳汤《活人》

桔梗　枳壳麸炒　甘草等分

水煎服。痰多，加半夏、生姜；有热，加黄芩。

调胃承气汤《活人》

大黄三钱　芒硝二钱　甘草一分

水二盏，煎一盏，去滓，再煎沸，温服。

术附汤《和剂》

白术二钱　附子炮，去皮脐，五分　甘草炙，五分

姜五片，枣二枚，水盏半，煎八分，食前温服。

附子防风汤《活人》

白术　防风各一钱　甘草三分　桂心五分　附子五分

干姜五分　柴胡七分　茯苓七分　五味子十粒

水一盏，姜五片，煎七分，不时温服。

阳毒升麻汤《活人》

升麻三钱　犀角　人参　射干　黄芩　甘草各一钱

水盏半，煎八分，不拘时温服。

黄连阿胶汤《活人》

黄连二钱　黄芩　白芍各一钱　阿胶一钱半　鸡子黄一枚

水二盏，煎一盏，去滓，入胶、鸡子黄，搅令匀，不拘时温服，日进二服。

酸枣汤《活人》

酸枣仁去核，二钱　天门冬去心，钱半　知母　茯苓各一钱　川芎　干姜　甘草各五分

水煎，温服。

干姜附子汤《活人》

干姜三钱　附子二钱

水盏半，煎八分，不拘时温服。

黄连解毒汤《活人》

黄连　黄柏　栀子各钱半　木香三分　犀角一钱，无以升麻代之

水盏半，煎七分服。又方：无犀角、木香，有黄芩。

麻黄汤《和剂》

麻黄去节，钱半　桂枝一钱　杏仁十五枚，研　甘草炙，五分

水盏半，煎八分，不拘时温服。

升麻葛根汤《和剂》

升麻一钱　葛根一钱半　白芍药八分　甘草炙，五分

水盏半，煎一盏，不拘时稍热服，日进二次。

茅花汤《活人》

茅花五钱

水盏半，煎七分，温服。

黄芩芍药汤《活人》

黄芩三钱　白芍二钱　甘草一钱　大枣三枚

水盏半，煎七分，温服。呕吐，加半夏一钱，生姜五片。

附子汤《活人》

白术二钱　茯苓　白芍各钱半　人参一钱　附子八分

水盏半，煎七分，温服，日进三次。

黄芪建中汤《和剂》

黄芪　白芍各二钱　肉桂七分　人参一钱　甘草五分

水盏半，姜三片，枣一枚，煎八分，不拘时稍热服。

半夏桂甘汤《活人》

半夏二钱　桂枝一钱半　甘草七分

水煎，不拘时热服。

小陷胸汤《活人》

半夏三钱　黄连一钱半　栝蒌实二钱

水盏半，煮栝蒌实至一盏，却下余药，煎八分，温服。以微吐黄涎水为愈。

大陷胸汤《活人》

大黄　芒硝各二钱　甘遂末一钱

水盏半，煎大黄至一盏，去滓，再入硝，煎一二滚，入甘遂末，温服。快利为度。

枳实理中汤《三因》

枳实去穰，麸炒　茯苓　人参　白术　干姜　甘草等分

上为末，蜜和一两作四丸，不拘时，热汤化下一丸。渴，加栝蒌根；下痢，加牡蛎粉。

黄连泻心汤《活人》

大黄　黄连各一两　甘草五钱

上用滚汤二盏，浸一时，绞出津汁，分作二服，不拘时温服。

附子泻心汤《活人》

大黄　黄连　黄芩等分　附子炮，去皮脐，煮汁，等分

上用沸汤二大盏，热浸一时，绞去滓，入附子汁，分作二服，温服。

甘草泻心汤《活人》

甘草二钱　黄芩　干姜炒。各钱半　半夏一钱　黄连　人参各五分　大枣六枚

水煎，不时温服。

建中汤《和剂》

白术　人参　茯苓各一钱　陈皮去白　半夏泡，去滑　甘草　厚朴　藿香各七分　诃子炮，取皮　草豆蔻　干姜炮。各五分

水盏半，枣二枚，姜三片，煎七分，食前温服。

姜附汤《和剂》

干姜　附子去皮脐。各二钱

水盏半，煎一盏，食前温服。

十神汤《和剂》

紫苏　干葛各一钱半　升麻　麻黄　川芎　白芷各八分　甘草　陈皮　香附　赤芍药各六分

水盏半，姜五片，葱三根，煎八分，不拘时热服。

春泽汤　本诸伤门伤暑。

即五苓散加人参一钱。

养胃汤《三因》

厚朴姜制　藿香　半夏泡　茯苓各一钱　陈皮去白　人参　白术各七分　草果去皮　附子煨　甘草炙。各三分

水盏半，姜五片，枣一枚，乌梅半个，煎八分，空心温服。

除湿汤《百一》　本诸伤门伤湿。

半夏曲炒　厚朴姜炒　苍术米泔制。各一钱　藿香叶　陈皮去白　白术　茯苓去皮。各八分　甘草炙，五分

水盏半，姜七片，枣一枚，煎七分，食前温服。

肾著汤《三因》

干姜炮　茯苓各一钱半　白术　甘草各七分

水一盏，煎七分，空心温服。

渗湿汤《和剂》

苍术　白术　茯苓各一钱　干姜炮　橘红　甘草各七分　丁香二分

水盏半，姜三片，枣一枚，食前温服。

防己黄芪汤《和剂》

防己四两　黄芪五两　白术三两　甘草炙，二两

每服三钱，水一盏，煎七分，不拘时热服。

枳实半夏汤《和剂》 本诸伤门伤酒。

枳实　半夏各三钱　麦芽

水盏半，姜五片，煎八分，不拘时温服。

治中汤　本诸伤门伤食。

即理中汤加青皮、陈皮等分。

丁香透膈汤《和剂》 本诸气门七气。

白术二两　香附炒　砂仁　人参各一两　丁香　麦芽　木香　肉豆蔻　白豆蔻　青皮　沉香　厚朴姜制　藿香　陈皮各七钱半　甘草炙，一两半　半夏汤泡七次　神曲炒　草果各二钱半

每服四钱，水盏半，姜三片，枣二枚，煎七分，不拘时热服。

导痰汤《济生》

半夏汤泡七次，四两　天南星炮，去皮　枳实去穰，麸炒　赤茯苓去皮　陈皮去白。各一两　甘草炙，五钱

每服四钱，水盏半，姜十片，煎八分，食后温服。

挝脾汤《和剂》

麻油四两　良姜十五两　茴香炒，七两半　甘草十两　炒盐一斤

用药炒为细末，每服一钱，不拘时白汤点服。

大七气汤《济生》

京三棱　蓬莪术　青皮去穰　陈皮去白　藿香　桔梗　肉桂不见火　益智仁　香附炒。各一两半　甘草七钱半，炙

每服五钱，水煎服。

散聚汤《三因》

半夏汤泡七次　槟榔　当归各七钱半　陈皮　杏仁去皮尖炒　桂心各二两　茯苓　甘草炙　附子炮，去皮脐　川芎　枳壳去穰，麸炒　厚朴姜制　吴茱萸汤浸。各一两

每服四钱，姜三片，水煎服。大便不利，加大黄。

通气汤《千金》增入　治胸满短气，噎。

半夏八两　生姜六两　橘皮三两　吴茱萸四十枚　一方用桂二两，无橘皮

上㕮咀，以水八升，煮取三升，分三服。

四磨汤《济生》

人参　槟榔　沉香　乌药

上四味，各浓磨水，取七分，煎三五沸，放温，空心服。

苏子降气汤《和剂》

当归　甘草炙　前胡去芦　厚朴去粗皮，姜制。各一两　肉桂　陈皮各三两　苏子　半夏曲各五两

每服五钱，姜、枣水煎服。

甘豆汤《三因》

甘草　乌豆等分

水煎服。

沉香降气汤《和剂》

沉香二钱　缩砂四钱　香附二两　甘草炙，一两

上为末，每服二钱，入盐少许，空心沸汤点服。

独活寄生汤《三因》

独活三两　桑寄生如无，以续断代　细辛　牛膝酒浸　秦艽　茯苓　白芍药　川芎　防风去芦　甘草炙　桂心

不见火　人参　熟地黄　当归　杜仲炒断丝。各二两

每服四钱，水煎温服。

附子八味汤《活人》

附子　干姜　白芍　茯苓　甘草炙　桂心各三钱　人参三钱　白术四钱

每服四钱，水煎服。又方：去桂心，加地黄二钱。

蠲痹汤《济生》

当归　赤芍　黄芪　羌活　片子姜黄各半两　甘草炙，五钱

每服四钱，水煎，温服。

四物汤《和剂》

当归　川芎　白芍药　熟地黄等分

每服四钱，水煎服。

芎归汤《和剂》

当归　川芎等分

每服三钱，水煎服。

茯苓补心汤

即参苏饮、四物汤并用。

小乌沉汤《和剂》

香附子二两　乌药一两　甘草二钱

上为末，每服一钱，沸汤点服。

补肺汤《和剂》

钟乳碎如米粒　桑白皮　麦门冬去心。各三两　人参　白石英　五味子　款冬花　肉桂　紫菀洗，去心。各二两

每服四钱，姜五片，枣一枚，粳米三十粒，水煎

服。

胶艾汤《和剂》

阿胶炒成珠　芎䓖　甘草　当归　艾叶各八分　白芍药　熟地黄各一钱

水酒各半盏，煎服。

乌芎汤《和剂》

山茱萸去核　茯苓各三两　防风四两　细辛一两半　干姜炮，五钱　附子炮，去皮脐，一两半

上为末，每服二钱，空心温酒服。

芎辛汤《三因》

生附子去皮脐　生乌头去皮脐　天南星　干姜　细辛　川芎各一钱　甘草炙，七分

姜七片，芽茶一撮，水煎，临卧服。

甘桔汤《和剂》

苦桔梗　甘草等分

水煎，食后服。

如圣汤《和剂》　治痰热，利咽喉。治咽中有疮，咽物不下，咳嗽咯血，肺痿气促，小儿疮疹，毒攻咽喉肿痛。

麦门冬半两　牛蒡子炒　桔梗一两　甘草生用，一两

为细末，沸汤调，入竹叶煎尤妙，细细服之。

泽漆汤《千金》增入　治上气，其脉沉者。

泽漆三斤，细切，以东流水五斗煮取一斗五升，去滓，澄清　半夏半升　生姜　紫菀一作紫参　白前各五两　黄芩　甘草　桂心　人参各三两

上九味，内泽漆中，煮取五升，每服五合，日三夜

一。

铁刷汤《和剂》

桔梗二两半　甘草一两半　陈皮　良姜各一两二钱　干姜　茴香各八钱　香附六钱　肉桂四钱，不见火

上除肉桂，余同炒，为细末，每服一钱，入盐少许，不拘时点服。

指迷七气汤《直指》

青皮　陈皮　桔梗　蓬莪术　辣桂　藿香　益智仁各一两　香附一两半　甘草炙，三钱　半夏三钱

每服五钱，加姜、枣，水煎服。

枳实理中汤　属诸痛门胁痛。

即理中汤加枳实。

大建中汤　属诸痛门腰痛。

人参　白术　茯苓　甘草　当归　川芎　白芍　熟地　黄芪　肉桂　半夏　附子炮，去皮脐　麦门冬　肉苁蓉

加姜、枣，水煎服。

紫菀茸汤《济生》　属诸嗽门嗽证。

紫菀茸　款冬花　百合　杏仁去皮尖　阿胶蛤粉炒　经霜桑叶　贝母去心　蒲黄炒　半夏各一两　犀角镑　甘草炙　人参炙。各五钱

每服五钱，姜五片，水煎服。

三拗汤《和剂》

甘草不炙　麻黄不去节　杏仁不去皮尖

每服五钱，姜五片，水煎服。以衣被覆盖睡，微汗为度。

人参清肺汤《和剂》

地骨皮　人参　阿胶麸炒　杏仁去皮尖，炒　桑白皮去粗皮　知母　乌梅去核　甘草炙　罂粟壳去蒂盖，蜜炙

每服五钱，加枣子，水煎服，或临卧服。

参粟汤《和剂》

人参　款冬花　罂粟壳醋炙，等分

水煎，加阿胶一钱，乌梅一枚，临卧服。

苏沉九宝汤《简易》

麻黄　薄荷　陈皮　官桂　紫苏　桑白皮　杏仁　甘草　大腹皮

姜三片，乌梅半个，水煎，临卧服。

神秘汤《三因》

陈皮　桔梗　紫苏　五味子　人参

水煎服。

丁附汤

即治中汤加丁附。

温中汤

即理中汤加丁香。

新法半夏汤《和剂》

砂仁　神曲　陈皮　草果仁各一两　半夏汤泡，去滑，四两　甘草二两，半生半炒　白豆蔻仁　丁香各五钱

上为末，每服二钱。先用生姜自然汁调成膏，入炒盐汤，不拘时点服。

大半夏汤《三因》

半夏汤泡，二两　人参二两

上作四服，水三盏，蜜二盏，搅匀入药，煎六分，不拘时服。又方加生姜七片。

二生汤《济生》

附子生，去皮脐　半夏生用。各等分

每服四钱，姜五片，水煎，不拘时温服。入木香尤佳。

附子粳米汤

上用姜汁，炮附子二钱，切作片，煎汤，煮粳米粥一盏，不拘时食，以效为度。

寒热门汤类

清脾汤

青皮去穰　厚朴姜制　白术　草果仁　柴胡　茯苓　半夏　黄芩　甘草炙

姜三片，枣一枚，水煎，未发先服。忌生冷油腻物。

七枣汤

附子一枚，以盐水泡浸，如此七次，去皮脐　一方用川乌代附子，以水调陈壁土为糊，浸七次

上分作二服，每服水二碗，姜七片，枣七枚，煎七分，临发日早服。

柴朴汤阙

柴胡桂姜汤《活人》

柴胡二钱　栝蒌根一钱　桂枝　黄芩各八分　牡蛎煅　干姜　甘草各五分

水煎服。

川山甲汤

川山甲　木鳖子各等分

上为末，每服二钱，空心酒调服。

果附汤《济生》　独寒证用。

草果仁　附子炮，去皮脐。各等分

加姜枣，水煎服。

养荣汤《和剂》　独热证用。

白芍一钱半　当归　陈皮　黄芪　桂心　人参　白术　甘草各八分　熟地　五味子　茯苓各五分　远志二分

加姜、枣，水煎服。

春泽汤　潮热证用。

即五苓散加人参。

橘皮竹茹汤

橘皮　麦冬　赤茯苓　枇杷叶　半夏　竹茹各一钱　人参　甘草炙。各五分

加姜，水煎七分。

大小腑门汤类

地髓汤《得效》　治淋证。

牛膝净洗一握，水煎，去滓，加麝香少许，研调服。

黄芪六一汤《和剂》

黄芪蜜炙，六两　甘草炙，一两

加枣，水煎服。

六神汤《三因》　治三消证。

莲房　干葛　枇杷叶　甘草　栝蒌根　黄芪等分

小便不利加茯苓

水煎服。

同颖汤阙

梅花汤《三因》 三消。

糯壳旋炒作爆 桑根白皮厚者

等分，水煮，但渴则饮。

荠龙汤《三因》

荠龙 石膏各一钱 人参 茯神去木 磁石煨碎 栝蒌根 知母 干葛 黄芩 甘草各七分

水三盅，腰子一个，去脂膜，黑豆一合，煮盅半，去腰子、黑豆，入药煎七分，食后温服。

八味汤《杨氏》 治溏泄。

吴茱萸汤泡 干姜泡。各一钱 陈皮 木香去皮 丁香 肉桂 人参去芦 当归洗焙。各一两

水煎服。

参附汤《得效》

人参五钱 附子炮，一钱

水二盅，姜十片，煎八分，温服。

六柱汤《活人》 溏泄。

人参 茯苓 熟附子 木香 肉豆蔻 白术

加姜、枣，水煎服。

十补汤

即十全大补汤，四君子、四物汤，加黄芪、肉桂。

理物汤 交肠。

即理中汤、四物汤并用。

胃风汤《和剂》 泻。

白术　人参　茯苓　芎䓖　白芍　当归　肉桂

入粟米一撮，水煎服。

养脏汤《和剂》　痢。

罂粟壳去蒂盖，炙　人参　当归　肉桂　诃子皮　木香　白术　肉豆蔻　白芍药　甘草

水煎温服，寒加附子。

虚损门汤类

双和汤

白芍二钱　地黄　当归　川芎　黄芪各一钱　甘草炙　肉桂各五分

加姜、枣，水煎服

乐令建中汤

人参　黄芪　茯苓　当归　白芍　甘草　陈皮　半夏　桂心　细辛　前胡　麦冬

加姜、枣，水煎服。

二十四味大建中汤

人参　茯苓　黄芪　陈皮　半夏　甘草　川芎　当归　白芍　熟地黄　桔梗　柴胡　阿胶蛤粉炒　柏子仁　秦艽　乌药　草果　乌梅肉　鳖甲醋炙　槟榔　五味子　地骨皮　木香　官桂

加姜、枣，水煎服。

黄芪建中汤　盗汗，自汗。

黄芪一钱　白芍二钱　肉桂八分　甘草炙，五分

加姜、枣，水煎，去滓，入饴糖，再煎令溶，服。

大补黄芪汤《魏氏》

人参 茯苓 白术 黄芪 甘草 川芎 当归 熟地 防风 肉桂 山茱萸取肉 五味子 肉苁蓉

加姜、枣，水煎服。

沉附汤《直指》 虚炎短乏。

沉香 附子 辣桂 荜澄茄 香附 甘草

加姜，水煎服。

归脾汤《济生》 惊悸。

人参 黄芪 白术 茯神 甘草 酸枣仁炒 木香 龙眼肉

加姜、枣，水煎服。

滑石六一汤

滑石五两 甘草炙，一两

每服五钱，为末，白汤调服。

干葛汤

干葛二钱 枳实麸炒 栀子仁 豆豉各一钱 甘草五分

水煎服。

胃苓汤 疸。

即平胃散、五苓散并用。

枳归汤阙

葵花汤 眼。

白蒺藜炒 羌活 木贼去节 蝉蜕去头足 菊花等分

上为末，每服二钱，食后，茶清调服。

升麻煎《千金》 治膀胱热不已，口舌生疮，咽肿。

升麻 玄参 蔷薇根白皮 射干各四两 大青 黄

柏各三两　蜜七合

七味㕮咀，以水七升，煮一升五合，去滓，下蜜，煎两沸，细咽。

疮毒门汤类

五香连翘汤

沉香　乳香　甘草　连翘　青木香　射干　升麻　桑寄生　独活　木通　丁香　大黄　麝香

水煎，空心热服，以利下恶毒为度。

妇人门汤类

玄胡索汤《济生》　经事不调。

当归　玄胡索　蒲黄　赤芍药各八分　乳香　官桂各二分　没药　木香　甘草　姜黄各五分

加姜，水煎服。吐逆加半夏、橘红各八分，有痰亦加。

温经汤

阿胶蛤粉炒　当归　川芎　芍药　人参　肉桂　甘草　牡丹皮　半夏　吴茱萸　麦门冬

加姜，水煎服。

小温经汤《简易》　血疼。

当归二钱　附子炮，一钱

水煎服。

卷之二

饮　类

三生饮《和剂》　中风。

木香一钱　南星生，一两　川乌生，去皮　附子生，去皮。各五钱

每服五钱，姜十五片，水煎服。

草果饮《和剂》

苏叶　草果仁　川芎　白芷　甘草　良姜炒　青皮去穰，炒

各等分，每服二钱，水煎服。

香薷饮　中暑。

白扁豆炒　厚朴姜制。各一钱　香薷二钱

水煎入酒少许，水中沉冷服。

缩脾饮

砂仁　乌梅肉　草果　甘草各四两　干葛　白扁豆各二两

水煎，沉冷服。以解烦。

参苏饮

苏叶　前胡　干葛　陈皮　半夏　茯苓　甘草　人参　枳壳　木香

加姜、枣，水煎服。

柴胡饮子《事亲》增入　兼治于内者。

柴胡　人参　黄芩　甘草　大黄　当归　芍药各半两

为粗末，每服三钱，水一盏，姜三片，煎至七分，去滓，温服。

六磨饮《和剂》　痞塞七气。

枳壳　槟榔　乌药　人参　木香　沉香

上用粗碗磨，水服。

五皮饮　肿证。

五加皮　地骨皮　生姜皮　大腹皮　茯苓皮

等分，水煎热服。忌生冷、油腻、坚硬、粘滑物。

芦根饮子《千金》增入　治伤寒后呕哕、反胃、干呕、不下食。

生芦根切　青竹茹各一升　粳米三合　生姜三两

上四味，以水七升，先煮千里鞋底一只，取五升，澄清下药，煮二升半，随便饮。不瘥重作，取瘥。

犀角饮子《千金》增入　由心脏热之所感，宜服此方。

犀角十八铢　茯神一两　麦门冬一两半　甘草半两　白术六铢

上㕮咀，以水九合，煎四合，分服。加龙齿一两佳。

疏凿饮子　肿证。

泽泻　商陆　赤小豆　羌活　大腹皮　椒目　木通

秦艽　茯苓　槟榔

加姜，水煎服。

分心气饮

木香　丁皮　人参　麦门冬　大腹皮　厚朴　槟榔　桑白皮　草果仁　桔梗　白术　香附子　藿香　陈皮　紫苏　甘草

加姜、枣、灯心，水煎服。

木香流气饮

半夏　陈皮　厚朴　青皮　甘草　香附　紫苏　人参　木瓜　石菖蒲　赤茯苓　白术　白芷　麦冬　草果仁　肉桂　莪术　大腹皮　丁皮　槟榔　木香　藿香　木通

姜、枣，水煎服。

升麻和气饮

干姜　升麻　枳壳　桔梗　苍术　陈皮　半夏　茯苓　甘草　当归　白芍　白芷　大黄各一钱　干姜三分

加姜、灯心，水煎服。

和气饮

即升麻和气饮。

芎附饮　解郁行气。

川芎一钱　香附二钱

上为末，不拘时，茶汤调下。

甘露饮　咽痛。

枇杷叶去毛　熟地　山茵陈　天门冬　枳壳　石斛　生地　甘草　黄芩　麦门冬

水煎服。

薄荷煎 咽痛。

薄荷一斤，取头末，四两 砂仁 川芎 甘草各五钱，取头末三钱 脑子五分，另研

上为末，炼蜜丸如芡实大，临卧，任意咽嚼。又方无脑子，有桔梗。

驱疟饮 疟。

前胡 柴胡 黄芪 厚朴 半夏 桔梗 甘草 桂心 干姜

加姜、枣，水煎服。

四兽饮 疟。

人参 白术 茯苓 甘草 陈皮 半夏 草果仁

乌梅、姜、枣，水煎服。

分清饮 小便多。

益智仁 川萆薢 石菖蒲 乌药等分

入盐少许，水煎服。

清心莲子饮 浊淋。

黄芩 麦冬 地骨皮 车前子 甘草 石莲肉 茯苓 黄芪 人参

水煎，沉冷服，发热加柴胡、薄荷。

黄芪饮 三消。

即黄芪六一汤。

参术饮增入 治妊娠转胞。

四物汤加人参 白术 半夏 陈皮 甘草

生姜煎，空心服。

四顺清凉饮 大便秘。

大黄 当归 赤芍 甘草

水煎服，以利为度。

四磨饮增入　治七情郁结，上气喘急。

人参　槟榔　沉香　台乌

四味，各浓磨水，取七分盏，煎三五沸，温服。

粟壳饮　痢。

罂粟壳　枳壳　白芍药　陈皮　当归　甘草　诃子　木香　人参　白僵蚕

水煎服。

水煮木香饮

即水煮木香丸，水化煎服。

藿脾饮

藿香　厚朴姜制　陈皮　半夏　甘草

水煎服。

冷香饮子增入　治伤暑暍乱，腹痛烦躁，脉沉微或伏。

草果仁三两　附子　陈皮各一两　甘草半两

上㕮咀，每服一两，姜煎，旋冷服。

威灵仙饮

生威灵仙不拘多少，为末，每服一钱，空心温酒调下，微利为度。

消毒饮

牛蒡子君　荆芥臣　甘草使

水煎服。如治疮疥，大便利者勿服。

犀角饮子

犀角镑　菖蒲　木通　玄参　赤芍　赤小豆　甘菊花　甘草

水煎服。

增损四物饮

即四兽饮去草果，加藿香、厚朴、川芎、当归。

瘦胎饮

粉草一两　商州枳壳三两

上为末，白汤点服。一方加香附。

如圣饼子《和剂》　头痛。

防风　天麻　半夏　南星　川芎　干姜　川乌　甘草等分

上为末，汤浸蒸饼，丸如芡实大，或捻作饼子，晒干，每服五饼，荆芥三五穗，细嚼茶酒任下，熟水亦可，或煎荆芥汤亦可。

卷之三

散　类

八味顺气散《济生》　中风。

白术　白茯苓　青皮　白芷　陈皮　乌药　人参各一两　甘草五钱

水煎服，仍以酒化苏合香丸，间服。

五积散上除肉桂、枳壳为粗末，仍十三味，慢火炒令色转，摊冷，次入桂、枳壳令匀，每服三钱，加后项药同煎。

白芷　川芎　甘草　茯苓　当归　肉桂　白芍药　半夏各二两　陈皮　枳壳　麻黄　苍术二十四两　干姜炮，四两　桔梗十二两　厚朴四两

加姜、葱，水煎，热服。胃寒用煨姜，夹气加吴茱萸，调经催生入艾、醋服。

藿香正气散

紫苏叶　白芷　茯苓　大腹皮各一两　白术　陈皮　厚朴　半夏曲　桔梗各二两　藿香去土，三两　甘草炙，二两半

每服三钱，加姜三片，枣一枚，水煎热服。

乌药顺气散

麻黄去根节　陈皮　乌药各三两　僵蚕去丝觜，炒　川芎　枳壳　甘草炙　白芷　桔梗各一两　干姜炮，五钱

每服三钱，加姜、枣，水煎服。

复元通气散《和剂》

茴香舶上者　川山甲蛤粉炒。各二两　木香一两半　甘草　陈皮　延胡索　白丑炒。各一两

上为末，每服一钱，热酒调。病在上，食后服；病在下，食前服。不饮酒，木香汤调服。

败毒散

柴胡　甘草　桔梗　人参　芎䓖　茯苓　羌活　前胡　枳壳　独活等分

加薄荷、姜，水煎服。寒多热服，热多温服。

消风散

荆芥穗　甘草　芎䓖　羌活　僵蚕炒　防风　茯苓　蝉蜕　藿香　人参各二两　厚朴　陈皮各五钱

上为末，每服二钱，茶清调服。如久患偏风，每日三服，便觉轻减。如暴感风寒，头痛声重，寒热倦痛，用荆芥茶清调下，温酒亦得。可并服之。小儿虚风及惊风，用乳香、荆芥汤调服半钱，俱不计时服。

防风散　同前证类。

秦艽　独活　麻黄　半夏　防风各二两　升麻　防己　白术　石膏　白芍药　黄芩　甘草　当归　远志　人参各一两

每服四钱，水二盏，姜七片，煎一盏，取清汁六分，入麝香末少许，临卧热服。

八风散《和剂》 同前证类。

藿香二两 白芷 前胡各四两 黄芪 甘草 人参各八两 防风 羌活各十二两

上为细末，每服二钱，水一盏，入薄荷少许，煎七分，去滓，食后温服，腊茶清调六钱亦得。小儿虚风，乳香、腊茶清调下半钱，更量儿大小加减服。

大三五七散《和剂》 同前证类。

山茱萸 干姜 茯苓各三斤 附子三十五枚 细辛一斤八两 防风去芦，四斤

上为末，每服二钱，温酒调服。

四生散《和剂》 同前证类。

黄芪 羌活 蒺藜 白附子等分

上为细末，每服二钱，薄荷汤调服。如肾脏风下疰生疮，以腰子批开，以药末二钱合定，裹煨香熟，空心细嚼，以盐酒调下。

胡麻散《和剂》 同前证类。

胡麻十二两 荆芥 苦参各八两 何首乌十两 甘草 威灵仙各六两

上为细末，每服二钱，薄荷汤茶食后点服，或酒蜜汤亦可。服此药后，频频洗浴，贵乎得汗，有效。

木香调气散《和剂》 中气。

白豆蔻取仁 丁香 檀香 木香各二钱 藿香叶 甘草各八钱 砂仁四钱

上为末，每服二钱，入盐少许，沸汤不拘时点服。

却暑散《得效》 中暑。

赤茯苓 甘草各四两，生 寒食面 生姜各一斤

上为末，每服二钱，不拘时，新汲水或白汤点服。

大顺散《和剂》

甘草锉寸长，十两　干姜　杏仁　肉桂各一两二钱

上先将甘草用白砂炒，及八分黄熟，次入干姜同炒令姜裂，次入杏仁同炒，候杏仁不作声为度，用筛隔净后，入桂一处捣罗，每服二钱，水煎服。如烦躁，井花水调，常用以滚汤点服亦可。

枇杷叶散《和剂》

枇杷叶去毛，炙　陈皮去白　丁香各五钱　厚朴姜制，四两　白茅根　麦冬去心　木瓜　甘草炙。各一两　香薷三钱

上捣罗为末，每服二钱，姜三片，水煎服，温水调服亦可。如烦躁，井花水调。小儿三岁，可服半钱，更量大小加减，不拘时服。

十味香薷散《百一》

香薷一两　人参　陈皮　白术　白茯苓　白扁豆　黄芪　木瓜　厚朴　甘草各五钱

上为末，每服二钱，不拘时，白汤或冷水调服。

枳芎散增入　治左胁痛刺不可忍。

枳实炒　川芎各半两　粉草炙，一钱半

为末，每服二钱，姜、枣汤下，酒亦可。

平胃散　又名对金饮子。

苍术去粗皮，米泔水浸多　厚朴姜制　陈皮去白。等分　甘草炙，减半

加姜、枣，水煎服。或为末，每服二钱，入盐少许，沸汤调服。

和解散

苍术二钱　厚朴　陈皮　甘草　藁本　桔梗各一钱

加姜、枣，水煎服。

十味芎苏散

川芎　紫苏　干葛　桔梗　柴胡　茯苓　甘草　半夏　枳壳　陈皮

加姜，水煎服。

顺元散《得效》

南星炮，一两　川乌炮　附子炮。各五钱　木香二钱半

每服三钱，加姜，水煎服。

五苓散

白术　白茯苓　猪苓　泽泻等分　肉桂减半

上为末，白汤调服。

辰砂五苓散

即前五苓散加辰砂。

上为末。如中暑作渴，小便赤涩，新汲水调服；小儿五心烦热，多哭如惊，壮热，水调服。

玉屏风散

白术一两　黄芪　防风各五钱

水煎服。

消风百解散

苍术　麻黄　白芷　荆芥　陈皮　甘草

加姜三片，乌梅一个，水煎服。

三白散

白丑二两　桑白皮微炒　白术　木通　陈皮去白。各

五钱

上为末，每服二钱，空心姜汤下。

不换金正气散

苍术　厚朴　陈皮　甘草　藿香　半夏

加姜、枣，水煎服。不服水土者，尤宜服之。

普贤正气散

即前不换金正气散加生姜、葱白、黑豆，水煎服。

防风通圣散

防风　川芎　当归　白芍　白术　甘草　麻黄　黄芩　桔梗　荆芥　薄荷　连翘　栀子　石膏　滑石　芒硝　大黄

痰嗽加半夏、生姜，水煎服。

神术散

苍术　川芎　白芷　藁本　细辛　羌活　甘草

加姜、葱，水煎服。如伤风鼻塞，为末，葱汤调服。

五膈宽中散

厚朴　香附　青皮　陈皮　白豆　砂仁　木香　丁香　甘草

上为末，每服二钱，姜三片，盐少许，煎汤调服。

谷神嘉禾散

陈皮　半夏　茯苓　甘草　人参　白术　薏苡　砂仁　谷芽　神曲　枇杷叶　槟榔　大腹子　桑白皮　白豆蔻　青皮　五味子　木香　沉香　丁香　藿香　随风子　石斛　杜仲

加姜、枣，水煎服。五噎入干柿一枚；膈气吐逆，入薤白三寸，枣五枚。

实脾散 肿证。

厚朴 白术 白茯苓 甘草 木瓜 大腹子 草果仁 附子 木香 干姜

加姜、枣，水煎服。

八味平胃散 脚气。

厚朴 升麻 射干 茯苓 大黄 枳壳 芍药 甘草

水煎服。

龙胶散阙

大圣散

人参 黄芪 茯苓 甘草 川芎 当归 麦门冬 木香

加姜，水煎服。

枳壳散

防风 川芎 细辛 枳壳 桔梗 干葛 甘草

加姜，水煎服。

蟠葱散 阴癞气。

苍术 茯苓 青皮 丁皮 延胡索 肉桂 三棱 莪术 槟榔 干姜 砂仁 甘草

加连根葱白，水煎，热服。

荜澄茄散

附子 荜澄茄 沉香 葫芦巴 肉桂 补骨脂 茴香 巴戟天 川楝子 木香 川乌 桃仁

水煎服。

异攻散 小肠气。

即五积散。

止衄散 鼻衄。

黄芪 赤茯苓 白芍药 当归 生地 阿胶

上为末，每服二钱，食后黄芪汤调下。

一字散

雄黄 细辛各五钱 川乌生，五枚

上为末，每服一字，姜汁芽茶，煎汤调服。

金沸草散

旋覆花 麻黄 前胡 荆芥穗 甘草 半夏 赤芍

加姜、枣，水煎服。

黑神散

黑豆炒 熟地 当归 白芍药 蒲黄 肉桂 干姜炮 甘草

上为末，每服二钱，酒、童便各半盏，调服。

妙香散 舌衄。

人参 黄芪 茯神 山药 甘草 桔梗 远志 木香 麝香 辰砂

上为末，温酒调服。

扁豆散《本事》 咯血。

扁豆 人参 白术 半夏 枇杷叶 生姜

入槟榔二分半，水煎服。

七珍散《本事》

人参 黄芪 白术 茯苓 甘草 山药 粟米

加姜，水煎服。

补肝散《千金》增入 治男子五劳七伤，明目。

地肤子一斗，阴干为末 生地黄十斤，捣取汁

以地黄汁和，曝干，更为末，酒服方寸匕，日二。

千金内补散《瑞竹》 嗽血。

人参 黄芪 川芎 当归 白芷 桔梗 官桂 甘草

加姜，水煎服。

通关散 头痛。

抚芎 川芎 川乌 细辛 白芷 薄荷

上为末，葱白、茶清调服，薄荷汤调亦可。

茶调散 头痛。

川芎 白芷 羌活 防风 荆芥 薄荷 香附 甘草

上为末，食后，茶清调服二钱。

八生散

天雄去皮脐，如无，以大附子代之 大川乌各一两，去皮脐 白附子 南星 天麻各五钱 川芎 半夏 木香 全蝎去毒，姜汁拌，全用

并生用，加生姜，水煎服。

追风散

川乌炮，去皮脐 草乌 僵蚕 全蝎 白附子 南星 天麻 白芷 川芎 羌活 防风 荆芥 石膏 甘草 地龙去土 乳香 没药 雄黄

上为末，每服半钱，入好茶少许，临卧沸汤调服。

白敛散《千金》 治风痹肿筋急展转易常处。

白敛半两 附子六铢

二味治下筛，酒服半刀圭，日三。不知增至一刀圭。热行为候，十日觉。

正元散

人参　白术　茯苓　黄芪　陈皮　甘草　川芎　肉桂　干姜　附子　乌药　山药　川乌　红豆

加姜、枣，入盐少许，水煎服。

碧雪散《魏氏》

白矾明净，七钱　巴豆一粒，去壳研

上以矾为末，瓦上溶化，入巴豆在内，候矾干为度，细研，每用一字，以竹管吹入咽喉中，涎出为效。又方用青矾。

琥珀散《济生》　经痛。

赤芍药　三棱　莪术　牡丹皮　玄胡索　刘寄奴　当归　熟地　乌药　官桂各一两

上以赤芍、棱、莪、牡丹、寄奴五味，用乌豆一升，生姜半斤切片，米醋四升，同煮，豆烂为度，焙干，入后五味为细末，每服二钱，空心温酒调服。

劫劳散

人参　黄芪　甘草　当归　芍药　地黄　阿胶　紫菀等分

加姜、枣，水煎服。又方有五味子。

异功散　脾痛。

人参　白术　茯苓　甘草　陈皮

姜、枣，水煎服。

五味子散增入　治肾泄。有一人五更初晓时必溏泄一次，此名肾泻

五味子二两　吴茱萸一两，细粒绿色者

二味炒香熟为度，细末，每服二钱，陈米饮下。

手拈散 治心脾气痛。

草果 玄胡索 五灵脂 没药等分

上为末，酒调服二钱。

调气散

即木香调气散。

观音应梦散《夷坚志》

人参一钱 胡桃二枚，去壳不去皮

加姜、枣，水煎服。盖人参定喘，胡桃能敛肺也。

橘苏散《济生》

橘红 苏叶 杏仁 半夏 贝母 五味子 白术 桑白皮等分 甘草减半

加姜，水煎服。

应梦人参散

甘草炙，一钱 人参 白术 桔梗 青皮 白芷 干葛各六分 干姜

加姜，水煎服。

款冬花散

知母 桑白皮一云桑叶 款冬花去梗 阿胶炒 麻黄去根节 贝母去心 杏仁去皮尖 甘草炙 半夏汤泡，姜制

加姜，水煎服。

二母散

知母 贝母

加姜，水煎服。

丁香煮散《直指》 属诸嗽门不喜食。

石莲肉 丁香各十四枚

生姜七片，大枣七枚，黄秫米半合，水煮食。

导赤散 淋。

生地黄 木通 甘草

竹叶、灯心水煎，饥服。

五淋散《和剂》

赤茯苓 赤芍药 栀子仁 当归梢 甘草生

水煎，饥服。

五香散《和剂》 尿血。

木香 丁香 沉香 乳香 藿香

水煎服。

竹龙散《三因》 三消。

五灵脂另研 黑豆生，去皮，等分

上为末，每服二钱，不拘时，冬瓜煎汤调服，瓜、叶子皆可，一日两服。渴少减一服，渴止宜八味丸去附子，加五味子。此方沈存中载于《灵苑方》，得效者甚多。

乌金散 消渴。

黄丹 金墨

上为末，每服二钱。凡服先漱口，待渴甚要饮水，就用冷水调服。

木香散《和剂》 溏泄。

丁香 木香 肉豆蔻 当归 甘草 附子 赤石脂 藿香 诃子皮

加姜、枣，水煎服。

大建脾散《百一》

荜澄茄 干姜 白豆蔻 丁香 白茯苓 甘草 肉

豆蔻　半夏　砂仁　陈皮　檀香　厚朴　茴香　神曲　青皮　白术　川乌　草果仁　附子

姜、枣，水煎服。

荆芥散增入　吐血。

荆芥穗半两　炙草一两　桔梗二两

上㕮咀，姜煎，食后服。

滑胎枳壳散　肠风脏毒。

枳壳　甘草

上为末，空心沸汤调服。

棕灰散《事亲》

败棕不拘多少，烧灰存性，空心酒调二钱，清米饮亦可。

三灰散《杨氏》

侧柏叶焙为末，五钱　棕榈存性，勿令灰白色，三钱　桐子烧作炭，二钱

上为末，分作二服，空心，糯米饮调服。

黄芪散增入　治咳血成劳。

甘草四钱　黄芪　麦门冬　熟地　桔梗　白芍各半两

㕮咀，每服半两，水煎服。

木香交加散　痢。

即六和汤、藿香正气散并用。

七珍散　五劳。

即八珍散去扁豆。

黄芪鳖甲散《和剂》

人参　黄芪　茯苓　天冬　半夏　知母　桑白皮　地骨皮　生地　赤芍　桔梗　肉桂　紫菀　秦艽　鳖甲

柴胡　甘草

水煎服。

人参散《本事》　五劳。

人参　白术　茯苓　甘草　当归　赤芍　半夏曲　柴胡　黄芩　干葛

姜、枣，水煎服。

小三五七散　眩晕。

天雄炮　细辛各三分　干姜　山茱萸各五分　山药　防风各七分

上为末，酒调服。

参苓白术散《和剂》

人参　白术　茯苓　山药　甘草各二两　薏苡　扁豆姜汁炒　莲肉各一两　砂仁　桔梗各七钱

上为末，枣汤调服。

异攻散《本事》

川芎　当归　白芷　白芍药　陈皮　牡丹皮　玄胡索　桔梗　乌药　干姜　官桂

加姜，水煎服。

洗肝散《得效》　眼。

川芎　当归　羌活　防风　薄荷　甘草炙　山栀仁　大黄煨，等分

上为末，食后水调服。

鸣耳散《济生》　耳。

紧磁石一块如豆大　穿山甲煅存性，研，一字

上用新绵裹塞于耳内，口中啣小生铁，觉耳内如风声即住。

桃红散 耳。

干胭脂 白矾等分

上为末，将鹅翎管蘸药少许，吹入耳内。

推气散 治右胁疼痛，胀满不食。

枳壳 桂心 片子姜黄各半两。一本作僵蚕 甘草炙，一钱半

为末，每服二钱，姜枣汤或酒下。

通关散 鼻。

白矾 直僵蚕 南星生 藜芦 全蝎等分

上为末，鹅翎管吹入鼻内。

排脓托里散 治痈疽疖肿毒。

地蜈蚣 赤芍药 当归 甘草等分

上为末，酒调服。

五香散《和剂》

木香 沉香 鸡舌香 薰陆香各一两 麝香别研三分

上为末，酒调服。

换肌散《杨氏》

胡麻 蔓荆子 枸杞子 牛蒡子各五钱 防风 苦参 白蒺藜 栝蒌根各五钱

上为末，每服二钱，煎甘草贯众汤漱口，不拘时茶清调服，日进三服。

花蛇散《三因》 癞。

白花蛇酒浸，去皮骨，二两 生犀半钱 青皮半两 黑丑半两，半生半炒

上为末，每服二钱，腻粉半钱，研匀，糯米饮五更调服，以利下恶毒为度。十余日，再进一服。

鸡鸣散 攧扑。

大黄一两，酒浸 杏仁三七粒，去皮尖

上研末，酒一碗，煎六分，鸡鸣时服，至晚取下瘀血即愈。若愈，便觉气绝不能言。取药不及者，急擘开口，热小便灌之。

调经散《三因》 经事不调。

当归 赤芍 没药 肉桂 细辛 甘草 麝香

上为末，生姜汁、酒、米饮，空心任意调服。

失笑散《和剂》 妇人血瘀。

蒲黄炒 五灵脂酒研，淘去砂土，等分

上为末，酽醋熬成膏，水调服。

木香顺气散 赤白带下。

京三棱 石三棱 萝卜子炒 槟榔 陈皮 鸡爪三棱 半夏 白茯苓 人参 木香各一两 黑丑 砂仁 白豆蔻各五钱

上为末，姜汁打糊丸。

蒲黄散

蒲黄 干荷叶 牡丹皮 玄胡索 生地 甘草

入蜜少许，水煎服。

荷叶散

荷叶 蒲黄 甘草 生地黄汁 蜜糖

上水煮荷叶、甘草，去渣，入蒲黄、地黄汁，蜜调匀服。

香苏散

紫苏 香附 陈皮 甘草 槟榔 木瓜

加姜、葱，水煎服。

卷之四

丸　类

苏合香丸《和剂》　中风与感应丸并用，即苏感丸。安息香膏和入苏合油内。

白术　青木香　乌犀角　香附　丁香　朱砂　诃黎勒煨　白檀香　安息香另为末，无灰酒熬膏　麝香研　荜拨　龙脑　沉香　苏合香油各二两　薰陆香一两

上为末，炼蜜丸如芡实大，或如龙眼大，外以蜡包。临时切开取用，以姜汤、熟水、酒任下。

青龙丸《济生》

川山甲十五片，石灰炒　全蝎去毒，二十一个　蜈蚣七条，生用　斑蝥七个，糯米炒去头足　麝香一字，另研　地龙去土，一两　草乌一两　松香五钱　没药三钱　僵蚕姜汁炒。各五钱　五灵脂去沙土　乳香各三钱

上为末，酒糊丸如绿豆大，青黛为衣，不拘时，温酒送下二十丸。忌食热物。

乳香丸《和剂》

糯米炒　川乌炮，去皮脐　五灵脂去砂土。各二两

乳香　白芷　藿香　南星炮　没药　荆芥　赤小豆　骨碎补　白附子炮。各一两　松脂五钱　香墨煅　草乌炮。各五两

上为末，酒糊丸如梧桐子大，每服十丸至十五丸，冷酒送下，茶清亦可。忌热物一时。

五痹丸见中风

补骨脂炒香　荜澄茄　槟榔酸粟米饭裹，外以湿纸包，火煨，令纸焦，去饭。各四两　黑丑二十四两，炒香为末，取头末，十二两　木香二两

上为末，入牵牛令匀，清水拌丸如绿豆大，每服二十丸，食后茶汤、熟水任下。每酒食后可服五丸或七丸。小儿一岁一丸，妊妇不可服。

玉杵丸《得效》

石膏生　半夏泡　硝石另研。各一两　生硫黄另研，二两

上为末，姜汁糊丸如梧桐子大，每服四十丸，食前姜汤、米饮任下。

铁弹丸《和剂》

乳香　没药各一两　川乌泡，去皮脐尖，一两　五灵脂酒淘去沙土，四两　麝香另研，一钱

上先将乳、没于阴凉处细研，次入麝香末，次入余药末，再研，滴水丸如弹子大，每服一丸，食后临卧，薄荷酒磨化服。

青州白丸子

半夏泡，七两　南星泡，三两　白附子二两　川乌去皮脐，五钱。俱生用

上捣罗为细末，以生绢袋盛，井花水摆未出者，更以手揉令出，如有渣更研更摆，以尽为度，置磁盆中，日晒夜露，次早换水搅，又晒露。如此春五、夏三、秋七、冬十日去水晒干，候如玉饼，碎研，以糯米粉煎粥清，丸如绿豆大。初服五丸，加至十五丸，姜汤下，不拘时服。如瘫痪风湿，酒下；如小儿惊风，薄荷汤下三五丸。

防风丸《和剂》

防风　川芎　天麻去苗，酒浸一宿　甘草各三两，炙　朱砂半两为衣

上为末，炼蜜丸，每两作十丸，朱砂为衣。每服一丸，荆芥汤化开服，茶酒亦可服，不拘时候。

犀角丸《和剂》

黄连去芦　犀角镑。各一两　人参二两　大黄八两　黑丑十二两，炒过，再研，取头末六两

上为末，炼蜜丸如梧桐子大，每服十五丸至二十丸，临卧温水送下。

骨碎补丸《和剂》

荆芥穗　白附子炮　肉苁蓉酒浸，切焙　牛膝酒浸　骨碎补去毛，炒　威灵仙　砂仁炒　自然铜煅，醋浸九次　草乌炮，去皮脐　半夏炮。各五钱　地龙去土炒　没药各二钱五分

上为末，酒煮面糊丸如梧桐子大，每服五丸至七丸，不拘时温酒下。妇人醋汤或当归酒下，妊妇勿服。

乌荆丸《和剂》

川乌炮，去皮脐，一两　荆芥穗二两

上为末，醋煮面糊丸如梧桐子大，每服二十丸，酒或汤任下。有痰，日进二三服。

四生丸《和剂》

五灵脂去沙　骨碎补　川乌炮，去皮脐　当归各等分

上为末，酒糊丸如梧桐子大，每服七丸，渐加至十丸、十五丸，空心温酒下。

轻脚丸《和剂》

木鳖子另研　白胶香另研　白芍各二两　草乌去皮尖，四两　赤小豆一两，为末，作糊

上为末，赤小豆打糊丸如梧桐子大，每服七丸，旋加至十丸，温酒或木瓜汤送下。病在下食后服，病在上食前服。忌热物少时。

秘方换腿丸《和剂》

薏苡仁　石南藤　南星泡，姜制　牛膝酒浸　肉桂去粗皮　当归　天麻　附子炮，去皮脐　羌活　防风　石斛　萆薢　黄芪蜜炙　续断各一两　苍术泔浸，两半　槟榔五钱　木瓜四两

上为末，面糊丸如梧桐子大，每服三十丸至五十丸，空心酒或木瓜汤下。

左经丸《和剂》

黑豆一斤。斑蝥二十一枚，去头足同煮，候豆胀为度，去蝥不用，取豆焙　草乌煨，四两　川乌炮，去皮脐，二两　没药两半　乳香一两

上为末，醋糊丸如梧桐子大，酒吞三十丸。

木瓜丸《和剂》

生地黄　陈皮　乌药各四两　杏仁去皮尖，一两　黑

丑炒，三两　石南藤　当归　续断　苁蓉酒洗，焙　木瓜　牛膝酒浸　赤芍药

上为末，酒糊丸如梧桐子大，每服三五十丸，温酒或木瓜煎汤下。

神保丸《和剂》　中恶。

木香　胡椒各一钱　全蝎七个　巴豆十粒，去壳心皮，研去油

上为末，巴豆霜入内令匀，汤化蒸饼，丸如麻子大，朱砂为衣，每服五七丸。心膈痛，柿蒂、灯心汤下；腹痛，柿蒂、煨姜汤下；血痛，炒姜、醋汤下；肺气甚者，以白矾、蛤粉各二钱，黄丹一钱同研，煎桑白皮，糯米饮下；大便闭，蜜汤调槟榔末一钱下；气噎，木香下；宿食不消，茶汤下。

消暑丸《和剂》　伤暑。

半夏醋煮，一斤　甘草生用　茯苓各半斤

上为末，姜汁煮糊丸如梧桐子大，每服五十丸，不拘时白汤下。

酒煮黄连丸

黄连去芦，十二两

上以好酒煮，焙干为末，面糊丸如梧桐子大，每服三十丸，熟水下。

三黄丸《和剂》

黄连　黄芩　大黄煨，等分

上为末，炼蜜丸如梧桐子大。每服四十丸，食前熟水下。又方用脑麝为衣，丸如大豆大，临卧含下一两丸亦可。

戊己丸《和剂》　伤湿。

黄连　吴茱萸　白芍药等分

上为末，面糊丸如梧桐子大，每服三十丸，空心米饮下。

红丸子　伤食。

京三棱　莪术　青皮　陈皮各五两　干姜炮　胡椒各三两

上为末，醋糊丸如梧桐子大，以矾红为衣，食后姜汤下三十丸，小儿减丸数。

小七香丸《和剂》

甘松　益智　香附　丁香皮　甘草　砂仁　莪术等分

上为末，泡蒸饼丸如绿豆大，每服二十丸，姜汤、热水任送下。

感应丸《和剂》

百草霜用村庄有柴木草烧锅底上刮取，研，一两　杏仁肥，去皮尖，去双仁，一百四十个，另研　丁香　木香各半两　川干姜炮，一两　肉豆蔻面包煨去油，取霜，二十个　巴豆去壳，纸包去油，七十八粒

上取百草霜、杏仁、巴豆，另研余四味，共为末，和匀，先将好黄蜡四两溶化，以重绵滤去渣，更以好酒一升，于瓦器内煮蜡数滚，倾出，候酒冷，其蜡自浮于上。春夏用油一两，秋冬用油一两半，熬令香熟，次下蜡同化，乘稍热和前药末作块，油纸包收，旋丸如绿豆大，每服五七丸，或十丸或十五丸，量大小虚实，加减丸数。

半硫丸《和剂》 七气。

半夏汤泡 硫黄明净者，研极细，用柳木槌杀过

上以生姜自然汁同熬，入干蒸饼搅匀，入臼内，杵数百下，丸如梧桐子大，每服十五丸至二十丸，酒或姜汤下，妇人醋汤下，有妊勿服。

备急丸《和剂》

干姜炮，一两 巴豆去油，五钱 大黄二两

上为末，炼蜜丸如绿豆大，每服三丸，温水送下。

木香槟榔丸《三因》

木香 枳壳麸炒 槟榔 青皮去穰，炒 杏仁去皮尖，炒。各一两 半夏曲 郁李仁去壳 皂角酥炙。各二两

上为末，另以皂角四两，浆水一碗，搓揉熬膏，更入熟蜜少许，丸如梧桐子大，每服五十丸，白汤送下。

消食丸《千金》 治数年不能食。

小麦糵一升 曲一升 干姜四两 乌梅四两

为末，蜜和，服十五丸，加至四十丸。寒在胸中及胃翻心者皆瘥。

解毒丸《三因》 蛊胀。

贯众去土，一两 生甘草 青黛另研。各一两 板蓝根即青靛根干者，四两

上为末，蜜丸如梧桐子大，青黛为衣。如稍觉精神恍惚恶心，即是误中诸毒，急取十五丸，不拘时烂嚼，新汲水下。

虎骨四斤丸《和剂》 脚气。

木瓜去穰　天麻　苁蓉酒洗　牛膝各一斤

以上四味，用无灰好酒五升浸，春秋各五日，夏三日，冬十日，取出焙干，再入附子炮去皮脐，虎骨酥炙，各二两。上为末，用浸药酒打糊丸如梧桐子大，每服五十丸，空心煎木瓜酒、盐汤下。常服补虚除湿，大壮筋骨。

茱萸内消丸《和剂》 阴㿗气。

马兰花醋炙　山茱萸去核　陈皮去白　青皮去穰　吴茱萸汤浸　山药　肉桂不见火　川楝子去核　茴香炒。各一两　木香不见火，三钱半

上为末，酒糊丸如梧桐子大，每服五十丸，空心酒或盐汤下。

大茴香丸《宣明》

茴香炒　良姜　官桂各半两　苍术泔浸，一两

上为末，酒糊丸如梧桐子大，每服十丸，姜汤。痛者酒下。

安肾丸《和剂》 牙宣。

肉桂　川乌炮，去皮脐。各两半　桃仁炒　白蒺藜炒，去刺　巴戟去心　山药　茯苓去皮　肉苁蓉酒浸　石斛去根，炙　萆薢　白术　破故纸各五两

上为末，炼蜜丸如梧桐子大，每服二十丸，空心酒或汤送下。

练中丸《千金》增入 主宿食不消，大便难。

大黄八两　葶苈　杏仁　芒硝各四两

为末，蜜丸如梧子大，食后服七丸，日三。

鹿茸丸

川牛膝　鹿茸　五味子　石斛　棘刺　杜仲　阳起石煅　巴戟去心　怀山药　菟丝子酒浸　附子炮，去皮　川楝子去核　磁石煅　官桂　泽泻各一两　沉香五钱，另研

上为末，酒糊丸如梧桐子大，每服七十丸，空心酒下。

附子八味丸《三因》

熟地黄八两　山茱萸去核　山药各四两　牡丹皮　茯苓　泽泻各三两　附子炮，去皮　官桂各一两

上为末，炼蜜丸如梧桐子大，空心酒送五十丸。

都梁丸《百一》　头痛。

白芷为末，炼蜜丸如弹子大，每服一丸，临卧细嚼，用荆芥、茶汤下。

生熟地黄丸《和剂》　眼眶骨痛。

生地　熟地各五两　甘菊花三两　杏仁二两　石斛　枳壳麸炒。各两半　羌活　防风　牛膝各一两

上为末，炼蜜丸如梧桐子大，每服五十丸，食后盐汤下。

鸡苏丸《和剂》　咽痛。

柴胡银州者　木通各二两，同柴胡以汤半升浸三宿，取汁后入膏　生地黄末，六两　麦冬去心，四两　阿胶炒　蒲黄炒　人参各二两　黄芪　甘草炙。各两半　鸡苏即薄荷叶，净，一斤

上为末，将好蜜二斤，先炼一二沸，然后入生地末，不住手搅匀，次入木通、柴胡汁，慢火熬成膏，勿

令焦，次入余药末，丸如豌豆大，每服二十丸，食后临卧嚼碎，热水送下。

辰砂化痰丸

半夏汤泡，姜汁捣作曲　南星炮，三两　白矾枯　辰砂研飞。各五钱

上为末，姜汁打面糊丸如梧桐子大，别用朱砂为衣，每服十丸，食后姜汤下。小儿一岁一丸，研碎，生姜、薄荷汤下。

丁香五套丸

南星每个切作寸数块，同半夏先用水浸三日，每日易水次用白矾二两研碎，调入水内，再浸，洗净，焙干　半夏同星，水浸三日，每日易水，次入白矾末二两，再浸三日，洗净，焙干。各三两　白术　茯苓　良姜各一两　丁香　木香俱不见火　青皮去穰　陈皮去白。各五钱

上为末，用神曲一两，麦芽二两，末，打糊为丸，如梧桐子大，每服五十丸，熟水送下。

乌梅丸　脾痛。

乌梅三十个，去核，捣　黄柏炙　细辛去芦　肉桂去粗皮　附子炮，去皮脐　人参各六钱　川椒去目及开口者，炒　当归各四钱　干姜炮，一两　黄连去芦，一两半

上为末，炼蜜入乌梅肉，丸如梧桐子大，每服五十丸，空心盐汤下。

青娥丸增入　治肾虚腰痛，益精助阳。

破故纸四两，炒　杜仲四两，炒，去丝　姜二两半，炒干

为末，用胡桃肉三十个，研膏蜜丸桐子大，每服五十丸，盐酒下。

橄榄丸《得效》 嗽。

百药煎 乌梅 甘草 石膏等分

上为末，炼蜜丸如弹子大，每服一丸，临卧噙化。

藜芦丸《千金》 治少小泄清痢。

藜芦二分 黄连三分 附子一分

为末，蜜丸如麻子大，以粥饮服二丸立验。

菟丝子丸

菟丝子酒浸 泽泻 鹿茸酥炙 石龙芮去土 肉桂去粗皮 附子炮，去皮脐。各一两 石斛去根 熟地 白茯苓 牛膝酒浸 续断 山茱萸去核 肉苁蓉酒洗 防风 杜仲炒 补骨脂 荜澄茄 沉香 巴戟去心 茴香炒。各二两 五味子 芎䓖 桑螵蛸酒浸，炒 覆盆子各五钱

上为末，酒糊丸如梧桐子大，每服二十丸，空心，酒、盐汤任下。

破饮丸《三因》 停饮伏痰。

荜拨 丁香 胡椒 砂仁 青皮 巴豆去壳皮 木香 乌梅肉 蝎梢各等分

上以青皮同巴豆浆水浸一宿，次日漉出，同青皮炒焦，去巴豆，将所浸水淹乌梅肉，炊入熟饭，细研为膏，丸如绿豆大，每服十五丸，津液咽下。

启脾丸《杨氏》 不喜食。

人参 白术 青皮 神曲 麦芽 陈皮 砂仁 干姜 甘草等分

上为末，炼蜜丸如弹子大，每服一丸，食远细嚼，

米饮送下。

煮朴丸《魏氏》 不喜食。

厚朴四两，姜四两，水煮尽为度 舶上茴香炒，二两 半夏曲姜盦一两 川椒四两 甘草二两，水二碗，煮尽，去甘草 附子炮，二两

上为末，枣肉丸如梧桐子大，每服三十丸，姜汤下。

鹿茸橘皮煎丸《和剂》

三棱煨 当归 萆薢 厚朴姜制 肉桂去皮 肉苁蓉酒浸 阳起石 附子炮，去皮脐 巴戟去心 石斛去根 牛膝去芦，酒浸 鹿茸去毛，酒浸，炙 杜仲炒 菟丝子酒浸 吴茱萸 干姜炮。各一两 甘草炙，三钱 陈皮去白，五两

上为末，用酒二升，于银石器内，将橘皮末煎熬如饴，却入余药末，和匀，舂捣，丸如梧桐子大，每服三十丸，酒、盐汤任下。

红丸子《济生》 疟。

阿魏醋化，一钱 胡椒 莪术醋煮 三棱醋煮。各一两 青皮去穰，炒，三两

上为末，另用陈仓米粉同阿魏醋煮，糊丸如梧桐子大，淡姜汤下五十丸至百丸。

小菟丝子丸《和剂》 小便多。

石莲肉二两 菟丝子酒浸，五两 白茯苓一两 山药二两

上为末，山药糊丸如梧桐子大，酒、盐汤任下五十丸。如脚膝无力，木瓜汤下。

威喜丸《和剂》 淋闭。

白茯苓去皮，四两，作块，猪苓二两，磁器内同煮二十余沸，取晒，不用猪苓　黄蜡四两

上以为末，熔黄蜡搜和丸如弹子大，每服一丸，空心细嚼，津液咽下，小便清为度。忌米醋。

山药丸《和剂》 白浊。

赤石脂　茯神去皮末　巴戟去心　熟地黄酒洗　山茱萸去核　牛膝酒浸　泽泻各一两　山药二两　五味子六两　苁蓉酒浸，四两　杜仲去皮，三两　菟丝子酒浸，三两

上为末，炼蜜丸如梧桐子大，每服二十丸，酒米饮任下。

清心丸《本事》 遗精。

黄柏十两，为末　牛脑一两，研

上炼蜜丸如梧桐子大，每服十丸至十五丸，空心浓煎麦冬汤下。梦遗不可全作虚冷，亦有经络热而得之者也。

远志丸《济生》

茯神　白茯苓　人参　龙脑各一两　远志去心　石菖蒲各二两

上为末，炼蜜丸如桐子大，辰砂为衣，空心淡盐汤下七十丸。

交感丸《三因》

生地黄三斤捣，以布取汁，留渣　延胡索糯米同炒，去米，一两　生姜三斤，取汁炒地黄渣，地黄汁炒姜渣，各炒至干为度　当归二两　蒲黄四两，炒　琥珀二两，另研

上为末，炼蜜丸如梧桐子大，当归汤下。

固阳丸《和剂》

附子炮，一两　川乌炮，七钱　白龙骨煅　补骨脂　川楝子　茴香各六钱

上为末，酒面糊丸如梧桐子大，每服十丸，空心酒下。

猪肚丸《三因》　三消。

黄连　粟米　瓜蒌根　茯神各四两　知母　麦冬去心。各二两

上为末，用大猪肚一个，洗净，入药末于内，线缝置甑中，炊极烂，将猪肚捣膏加炼蜜和药末，杵匀，丸如梧桐子大，每服五十丸，入人参汤下。一方加人参、熟地、干葛。一方加小麦，去知母、粟米。

酒连丸　三消。

即酒煮黄连丸。

肾气丸《济生》　三消。

熟地　山药　山茱萸去核　茯苓　牡丹皮　泽泻　五味子　鹿角镑。各一两　沉香不见火　官桂各五钱

上为末，蜜丸如梧桐子大，每服七十丸，盐汤、米饮任下。弱甚者加附子一两。

苁蓉丸《三因》　三消。

苁蓉酒浸　磁石煅碎　熟地酒浸　山茱萸去核　桂心　山药　牛膝酒浸　茯苓去皮　黄芪蜜炙　泽泻　鹿茸　远志　石斛　覆盆子　五味子　破故纸　萆薢　巴戟　菟丝子　龙骨　附子炮　杜仲各等分

上为末，炼蜜丸如梧桐子大，每服五十丸，空心米饮下。

麻仁丸《和剂》　大便闭。

厚朴姜制，五钱　白芍　枳实　大黄蒸。各一两　麻子仁另研　杏仁去皮尖炒。各五钱

上为末，炼蜜丸如梧桐子大，空心临卧白汤下，大便利即止。

润肠丸《济生》　大便闭。

肉苁蓉酒浸，烘，二两　沉香一两，另研

上为末，麻子研汁打糊丸如梧桐子大，空心食前，米饮下七十丸。

威灵丸《得效》　大便闭。

黄芪蜜炙　枳实　威灵仙等分

上为末，炼蜜丸如梧桐子大，每服七十丸，白汤下。忌茶。

乌头丸《千金》增入　治心痛彻背，背痛彻心。

乌头六铢　附子半两　蜀椒半两　干姜　赤石脂各一两

蜜丸麻子大，先食服三丸，日三。不知，稍增之。

大戊己丸《和剂》

荜拨　肉桂各四两　干姜炮　良姜各六两

上为末，面糊丸如梧桐子大，空心米饮下三十丸。

桂香丸《三因》　溏泄。

附子　肉豆蔻　白茯苓各一两　桂心　白姜　木香各五钱　丁香一钱

上为末，面糊丸如梧桐子大，空心米饮下五十丸。

乳豆丸《得效》 溏泄。

肉豆蔻生，为末

上用通明乳香酒浸，研成膏，丸如梧桐子大，空心米饮下五十丸。

桃花丸《和剂》 溏泄。

赤石脂 干姜等分

上为末，面糊丸如梧桐子大，空心米饮下。

香连丸《直指》 溏泄。

黄连二十两 吴茱萸十两，同黄连炒赤色，去梗不用 木香四两八钱

上为末，醋糊丸如豆大，空心米饮下五十丸。

大七香丸 溏泄。

木香 丁香 檀香 甘松 丁皮 橘皮 砂仁 白豆蔻 三棱 莪术醋煮。各四两 大茴香二两半

上为末，米糊丸如绿豆大，每服三十丸，姜汤下。

快脾丸《魏氏》 溏泄。

生姜六两，净洗，切片，以飞面四两和匀，就日中晒干 橘皮一两 甘草炙 丁香各一两 砂仁三两

上为末，炼蜜丸如弹子大，姜汤送下。

五味丸《本事》 溏泄。

益智仁炒 苁蓉酒洗，焙 巴戟去心 人参 五味子 骨碎补去毛 土茴香炒 白术 覆盆子 四龙骨 熟地 牡蛎 菟丝子等分

上为末，炼蜜丸如梧桐子大，每服七十丸，空心盐汤下。

二神丸《本事》

破故纸炒，四两　肉豆蔻生，二两

上为末，以大肥枣四十九枚，生姜四两切，同煮烂，去姜取枣肉研膏，丸如梧桐子大，空心盐汤下五十丸。

椒朴丸《魏氏》

益智仁去壳，炒　川椒炒出汗　厚朴姜制，炒　陈皮去白　白姜　小茴香炒　青盐于银石器内，水浸前药，慢火煮干燥。各等分

上为末，酒糊丸如梧桐子大，酒、盐汤任下。

小茴香丸《本事》

舶上茴香炒　胡芦巴　破故纸炒　白龙骨煅。各一两　木香一两半　胡桃去壳，二十一枚　羊腰子三对，切开，入盐一两半，擦炭火焙熟研

上为末，酒糊蒸饼，丸如梧桐子大，空心酒下。

椒附丸《和剂》

附子炮　川椒去子，炒　槟榔各五钱　陈皮去白　牵牛炒　五味子　石菖蒲　干姜炮。各一两

上以好米醋于磁器内，煮令干，烘为末，醋煮面糊丸如梧桐子大，每服三十丸，酒、盐汤任下。妇人血海冷，当归酒下；泄泻，米饮下；冷痢，姜汤下；赤痢，甘草汤下。俱空心服。

黄连阿胶丸《和剂》　交肠。

阿胶炒，一两　黄连三两　茯苓二两

上为末，水煮阿胶膏搜和，丸如梧桐子，每服三十丸，空心，酒、米饮任下。

驻车丸《和剂》　泻血。

阿胶炒成珠为末，米醋熬成膏　当归各五两　黄连十两　干姜炒，三两

上为末，以醋煮阿胶膏，丸如梧桐子大，空心食前，米饮下三十丸，日进三服。小儿丸如麻子大，更量大小，加减丸数。

猪肝丸《千金》增入　治下痢肠滑，饮食及服药俱完出。

猪肝一斤，熬干　黄连二两　乌梅肉二两　阿胶二两　胡粉七棋子

为末，蜜丸如梧子，酒服二十丸，日三。亦可散服方寸匕。

蒜连丸《济生》

独蒜头十枚　黄连去芦，不拘多少为末

上以蒜煨熟，捣碎和连，丸如梧桐子大，空心陈米饮任下四十丸。

断红丸《济生》

侧柏叶　川续断酒浸　鹿茸去毛，醋炙　附子炮，去皮脐　阿胶蛤粉炒成珠　黄芪去芦　当归酒洗。各一两　白矾枯，五钱

上为末，醋煮米糊丸如梧桐子大，每服七十丸，空心米饮下。

钓肠丸《和剂》

栝蒌二枚，烧存性　胡桃仁十五枚，不油者，就罐内烧存性　白矾枯　绿矾枯　半夏　白附子　南星各生用　鸡冠花炒。各五两　枳壳去穰，麸炒　附子去皮尖，生用

诃子煨，去核。各二两　猬皮二枚，罐内烧存性

上为末，醋糊丸如梧桐子大，空心酒下三十丸。

黄连丸《济生》　痢。

干姜炮　黄连　砂仁　川芎　阿胶蛤粉炒　白术各一两　乳香另研，三钱　枳壳麸炒，五钱

上为末，用盐梅三枚，取肉，少入醋糊同杵，丸如梧桐子大，每服四十丸。赤痢，甘草汤下；白痢，干姜汤下；赤白相杂，甘草干姜汤下。

椒目丸《千金》增入　腹满口干燥，是肠有水气，此方主之。

椒目　木防己　大黄各二两　葶苈二两

蜜丸梧子大，先食饮服一丸，日三。后稍增，口中有津液止渴者，加芒硝半两。

水煮木香丸《和剂》　痢。

罂粟壳去穰，三两　青皮去穰　甘草各二两半　诃子炮，去核，八两　当归　木香各六两

上为末，炼蜜丸如弹子大，每服一丸，水煎化，空心服。

断下丸《和剂》

良姜　干姜炮　赤石脂研　龙骨研。各一两半　牡蛎煅　附子炮，去皮脐　白矾枯　肉蔻面煨　酸石榴皮去穰，米醋浸一宿，取出炙黄。各一两　细辛去土，七钱半

上为末，醋糊丸如梧桐子大，空心米饮下五十丸。

萸连丸《百一》　痢。

吴茱萸　黄连去芦，各等分

上为一处，好酒浸透，各自拣焙，或晒干为末，糊丸如梧桐子大，每服三十丸。赤痢，黄连丸，甘草汤下；白痢，茱萸丸，干姜汤下；赤白痢，二丸各半，甘草干姜汤下。

究原双补丸《简易》 五劳。

鹿角霜三两　黄芪炙　沉香　熟地　菟丝子　覆盆子　人参　木瓜　白茯苓　五味子　苁蓉　薏苡仁　石斛　当归　泽泻各一两　麝香一字，另研　朱砂五钱，另研为衣

上为末，炼蜜丸如梧桐子大，空心盐汤下七十丸。

十四友丸《和剂》 惊悸。

熟地　酸枣仁炒　白茯苓　茯神　阿胶蛤粉炒　远志去心　人参　当归　肉桂　柏子仁　紫石英另研　黄芪各一两　辰砂另研，一两　龙齿另研，二两

上为末，炼蜜丸如梧桐子大，枣汤下三十丸。

远志丸《得效》

远志去心，甘草同煮，半斤，去甘草　茯神去木　益智仁各二两

上为末，酒糊丸如梧桐子大，临卧，枣汤下五十丸。

寿星丸《和剂》 怔忡。

南星一斤，用炭火三十斤，烧一地坑通红，去炭火，以酒五斤倾坑内，候酒渗，置南星在坑内，以盆覆周围用灰拥定，勿令泄气，次日取出，为末　琥珀另研，一两

上用姜汁糊丸如梧桐子大，每服三十丸，加至五十

丸，人参石菖蒲汤下。

定志丸《得效》

石菖蒲炒　远志去心，姜汁淹。各二两　茯苓　茯神　人参各三两　辰砂另研，为衣

上为末，炼蜜丸如梧桐子，米饮下五十丸。又方去茯神为末，名开心散，每服三钱，白汤调服。

安神丸　五痫。

黄连一钱五分，酒洗　朱砂一钱，水飞　酒生地五分　酒归身五分　炙甘草五分

捣为末，和匀，汤浸蒸饼丸黍米大，食后津咽下十五丸。

抱胆丸《得效》　癫狂。

水银二两　黑锡一两半　朱砂另研　乳香各一两

上将黑铅入铁铫内熔化，入水银，结成珠子，次入朱砂、乳香，乘热用柳木槌研匀，丸如芡实大，每服一丸，空心灯心汤下。病人得睡，切勿惊动，觉来即安，再进一服。

胜金丸

即截疟丹。

独附丸

大附子一枚，炮，为末，姜汁糊丸如梧桐子大，空心温酒下三十丸。

艾附丸　妇人血疼。

艾叶同香附醋煮　香附各一斤，醋煮　当归　白芍　川芎　熟地各二两　干姜　吴茱萸　木香　白芷各一两　琥珀五钱　寒加附子少许

上为末，酒煮面糊丸如梧桐子大，空心酒下七十丸。

五味子八味丸

即附子八味丸去附子，加五味子。

橘杏丸《简易》

橘红　杏仁去皮尖。等分

上为末，炼蜜丸梧桐子大，米饮下七十丸，不拘时候。

丹　类

养正丹《和剂》

水银　铅锡　朱砂另研末　硫黄各一两

上以铁瓢熔化铅锡，入水银，将柳木槌研匀，次下朱砂，研不见星子，待少时，方入硫黄末，急研成汁。如有焰，以醋洒之。候冷取出，细研，糯米糊丸如绿豆大，每服二十丸，食前盐汤或枣汤任下。

经进地仙丹《和剂》

人参　黄芪各一两半　白术四两　茯苓　甘草各一两　肉苁蓉　牛膝　何首乌　菟丝子　覆盆子各四两　骨碎补　萆薢　狗脊　赤小豆　乌药各二两　天南星四两　白附子四两　羌活二两　防风四两　川椒四两　川乌一两　附子四两　地龙　木鳖各三两

上为末，酒糊丸如梧桐子大，每服三十丸，酒下。

活络丹

川乌炮，去皮脐　南星炮　地龙去土。各六两　乳香

没药各二两二钱

上为末，酒面糊丸如梧桐子大，每服二十丸，空心冷酒或荆芥汤下。

碧霞丹《和剂》

石绿研九度飞，一两　附子尖　乌头尖　蝎梢各七十个

上为末，面糊丸如芡实大，每服一丸，薄荷汁半盏，入温酒半盏，不拘时化下。

伏虎丹《和剂》

生地　蔓荆子　僵蚕炒去丝。各二钱半　五灵脂　踯躅花　南星　白胶香　草乌头各一两　半夏泡，二两

上为末，酒糊丸如芡实大，每服一丸，温酒化下，日进二服。

三和丹　中气。

即养正丹、黑锡丹、来复丹三丹和匀，每服一钱半，米饮、酒任下。

来复丹《和剂》　中气。

硝石一两　硫黄一两，透明者同硝石为末，磁瓦器内慢火炒，用柳木槌搅，不可猛火以伤药力，研极细，名二气末　太阴玄精石研飞，一两　青皮去穰　陈皮去白　五灵脂去沙石，二两

上为末，醋糊丸如梧桐子大，每服三十丸，米饮下。

二气丹《济生》

硝石　硫黄等分

上为末，于银石器内，火炒黄色，再研，糯米糊丸

如梧桐子大，每服五十丸，新汲井水下。

返阴丹《活人》 伤风寒邪中阴经阴证。

硫黄透明者研，五两　硝石另研　太阴玄精石另研。各二两　干姜炮　附子炮　桂心各五钱

上用铁铫，先铺玄精石，次下硝石各一半，中间铺硫黄末，仍将二石余药末盖上，以铁盏合着，熟炭火三斤，烧令得所，勿令烟出，急取瓦盆合着地上，四围炭火盖，勿令烟出，候冷取出，研细，入药末，糊丸如梧桐子，每服三十丸，煎艾汤下，汗出为度。未回，乃着艾炷，灸脐下丹田、气海。更不回，以葱啗熨之。此法亦治气虚阳脱，体冷无脉，气息欲绝，不省人事，及伤寒阴厥，百药不效者。

黑锡丹《和剂》 痞塞。

黑锡熔化　硫黄与黑锡结成砂子。各二两　破故纸　金铃子　肉豆蔻　木香　茴香各一两　沉香　胡芦巴　附子　阳起石　官桂各五钱

上为末，酒糊丸如梧桐子大，每服三十丸，姜盐汤下。

灵砂丹《和剂》

水银一斤　硫黄四两

上二味，新铫内炒成砂子，入水火鼎，煅炼为末，糯米糊丸如麻子大，每服三丸，井花水、米饮、枣汤、人参汤任意下。量病轻重，增至五七丸。忌猪、羊肉、血、绿豆粉、冷滑之物。

复元丹《三因》 肿。

附子炮，二两　木香　茴香炒　川椒炒出汗　厚朴姜

制　独活　白术　陈皮　吴茱萸炒　桂心各一两　泽泻两半　肉豆蔻煨　槟榔各五钱

上为末，糊丸如梧桐子大，每服五十丸，紫苏汤下。

紫霞丹《杨氏》　鼻衄。

硫黄　针砂各四两　五倍子二两

上用砂锅，水煮一时，放冷，先拣去五倍子，次淘去针砂，次将硫黄以皮纸于灰上渗干，团作一块，用荷叶裹，安地上，大火炼，候药红即去火，经宿，研极细，饭膏丸如皂角子大，阴干，白汤下。

三炒丹《和剂》　嗽血。

吴茱萸破故纸一两同炒　草果仁小茴香一两同炒　胡芦巴山茱萸一两同炒，俱候香熟，除去同炒药。各一两

上为末，酒糊丸如梧桐子大，每服六十丸，盐汤下。

火府丹《本事》　小便血。

木通　黄芩　生地等分

上为末，炼蜜丸，木通汤下。

太阳丹《和剂》　头痛。

川乌　南星等分

上为末，连鬚葱白捣烂，调贴太阳痛处。

茸砂丹《魏氏》

辰砂　草乌　瞿麦　黄药子各一两

上为粗末，磁碗一只，以姜汁涂炙数次，入砂在内，上铺余药，复以盏盖了，掘一小坑，安碗在内，用熟炭火五斤，煅令火尽，吹去草乌药灰，取辰砂研末，

或只独用辰砂末，每服一钱半，淡姜汤下。或加鹿茸，燎去毛，切片，酒浸为末，三两枣肉，丸如梧桐子大，人参汤下三十丸。

三仙丹《和剂》 腰痛。

川乌一两，去皮切片，同盐炒黄色，去盐 大茴香三两，炒令香透 苍术二两，泔浸，切片，同葱白炒黄色，去葱不用

上为末，酒糊丸如梧桐子大，每服七十丸，空心酒、盐汤任下。

清金丹《三因》 嗽。

杏仁去皮尖 牡蛎煅，取粉入杏仁同炒黄色，去牡蛎粉 青黛

上为末，熔黄蜡一两，搜和丸如弹子大，压扁如饼，每用梨三枚去核，入药在内，湿纸裹煨，约药熔方取出，去火毒，细嚼，糯米饮下。又方名甲乙饼，治咳出血片，兼涎内有血条，不问久远但要声在，一服即效。青黛一两，牡蛎粉七钱，杏仁七粒，制用并同前。

八神来复丹 停饮伏痰。

硝石一两 硫黄一两，如前制，名二气散 太阴玄精石研飞，一两 五灵脂水澄去砂石，晒 青皮 陈皮 小茴香 沉香 木香 南星各一两

上为末，面糊丸如梧桐子大，每服二十丸，空心米饮下。

截疟丹《和剂》

槟榔二两 常山酒浸，四两

上为末，面糊丸如梧桐子大，每服三十丸，未发前

临卧用冷酒吞下，便睡至五更。又用冷酒吞下十五丸，至上午方吃温粥。忌生冷油腻。

玄菟丹《和剂》 小便多。

菟丝子酒浸，研，焙干，取末，十两 五味子酒浸，研末 白茯苓 莲肉各三两

上为末，另研山药末六两，将浸药余酒，加酒煮糊，杵捣，丸如梧桐子大，每服五十丸，空心米饮下。

玉华白丹《和剂》 遗精。

白石脂煅，研飞 钟乳粉炼研 左顾牡蛎用韭菜叶捣盐泥固济，火煅，取白者。各五钱，研细 阳起石煅，酒淬研，五钱

上为末，糯米糊丸如芡实大，出火毒，每服一丸，空心人参汤放冷送下。

养气丹《和剂》

禹余粮石炼七次，醋淬浸七次 紫石英煅 赤石脂煅 阳起石煅 钟乳粉炼 代赭石炼七次，醋浸七次 磁石炼十次，醋浸七次 肉苁蓉酒洗 巴戟去心 破故纸炒 山药 茯苓 当归各一两 肉豆蔻煨 五灵脂 鹿茸 附子 官桂 木香 沉香 丁香 茴香 没药 乳香 朱砂各五钱 远志一两

上先将禹、紫、赤、代、磁五石各研极细末，水飞，皮纸于灰渗干，以纸筋盐泥固济，罐盛注封口，炭火煅，如此三次，埋土坑内七日，出火毒，研。次入朱砂、阳起石、乳粉末，并余药末，糯米糊丸如绿豆大，阴干，入布袋内擦光，每服二十丸，以酒、姜汤、枣汤、盐汤任下，妇人艾、醋汤。俱空心服。

震灵丹《和剂》 溏泄。

赤石脂 紫石英 禹余粮 代赭石四味打碎，入盐泥固济，罐内封口，煅通红，埋地坑内七日，出火毒 五灵脂去沙石 乳香 没药各二两 朱砂研飞，一两

上为末，糯米糊丸如芡实大，每服一丸，空心以酒或冷水下。妇人醋汤下。妊妇忌服。

朱砂丹《本事》

硝石研 砒同硝石入罐内，煅出火毒 腻粉研 粉霜研。各五钱 矾枯 黄丹 朱砂各一两 乳香 桂府滑石各三钱

上为末，糊丸如梧桐子大，每服五丸，粟米饮下。未愈，加丸数。

镇心丹《和剂》 惊悸。

酸枣仁炒 车前子 五味子 麦门冬去心 白茯苓去皮 茯神去木并皮 天门冬去心 熟地黄 远志甘草煮 山药 人参 肉桂减半 龙齿 朱砂等分

上为末，炼蜜丸如绿豆大，朱砂为衣，每服三十丸，食后或临睡，白汤下。

还魂丹增入 治中恶已死。

麻黄三两 桂枝二钱 杏仁十二粒

上作一服，水煎，灌下即醒。

续骨丹增入 折伤。

乳香 没药 孩儿茶 茧壳烧灰。各等分

上为末，每服二钱。接骨，黄酒下；欲下血，烧酒下。

黑白丹《拔粹》 瘰疬。

乌蛇去头尾，酒煮，去骨 白花蛇去头尾，酒煮去骨。

各一条　雄黄二钱，研　大黄煨，五钱

上为末，每服二钱，不拘时调服。

神仙聚宝丹《和剂》　经滞作痛，及产后恶血未尽诸症。

当归　没药　琥珀　木香　乳香各一两　辰砂五钱　麝香一钱

上为末，糊丸如龙眼大，每服一丸，酒磨下。如一切难产及产后败血冲心，恶露未尽，入童便服。

膏　类

百花膏《济生》　嗽血。

百合　款冬花等分

上为末，炼蜜丸如龙眼大，临卧嚼姜汤送下一丸。

琼玉膏增入　治干咳劳嗽。

生地汁　人参　白茯苓各等分

上为末，调和蜜、白汤任下。

太乙膏　治一切痈疮。

玄参　白芷　当归　肉桂　大黄　赤芍药　生地各一两

上切片，麻油二斤浸，春五日，夏三日，秋七，冬十，煎熬去渣，取净油再熬，次下黄丹，不住手搅，滴水不散为度。

方诀引用书目

《素问》
《难经》
《伤寒论》
《和剂方》
《三因方》
《济生方》
《本事方》
《宣明论方》
《事亲书方》
《脾胃论方》
《拔粹方》
《直指方》
《杨氏家藏方》
《魏氏家藏方》
《易简方》
《简易方》
《百一选方》
《得效方》
《瑞竹堂方》
《夷坚志》
《江西方》
《沈氏笔谈方》
《千金方》
《大全良方》
《活人书》

方剂索引

一画

二画

三画

四画

五画

六画

七画

八画

九画

十画

十一画

十二画

十三画

十四画以上